LES
RÉSECTIONS PARTIELLES DU FOIE

(TECHNIQUE ET INDICATIONS)

PAR

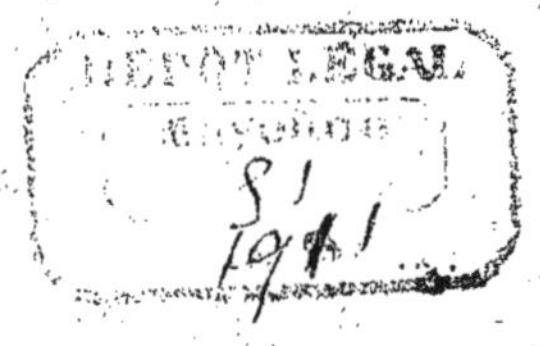

Le Docteur Charles BOUDOL

DE LA FACULTÉ DE MÉDECINE DE PARIS

ANCIEN INTERNE DES HOPITAUX DE PARIS

ET DE L'HOPITAL MARITIME DE BERCK-SUR-MER

ANCIEN INTERNE DE L'HOTEL-DIEU DE CLERMONT-FERRAND

PARIS

VIGOT FRÈRES, ÉDITEURS

23, PLACE DE L'ÉCOLE-DE-MÉDECINE, 23

—

1911

BIBLIOTHÈQUE NATIONALE
R. F.
IMPRIMÉS

LES

RÉSECTIONS PARTIELLES DU FOIE

(TECHNIQUE ET INDICATIONS)

8° Tᵃ ᴺ⁵ 467

LES
RÉSECTIONS PARTIELLES DU FOIE

(TECHNIQUE ET INDICATIONS)

PAR

Le Docteur Charles BOUDOL

DE LA FACULTÉ DE MÉDECINE DE PARIS
ANCIEN INTERNE DES HOPITAUX DE PARIS
ET DE L'HOPITAL MARITIME DE BERCK-SUR-MER
ANCIEN INTERNE DE L'HOTEL-DIEU DE CLERMONT-FERRAND

BIBLIOTHÈQUE NATIONALE
R F
IMPRIMÉS.

PARIS

VIGOT FRÈRES, ÉDITEURS

23, PLACE DE L'ÉCOLE-DE-MÉDECINE, 23

1911

MEIS ET AMICIS

A MES MAITRES DE L'HOTEL–DIEU DE CLERMONT-FERRAND

MM. LES DOCTEURS
BOUSQUET, LEPETIT, GAGNON, MAURIN
GAUTREZ, PLANCHARD, TIXIER (*in memoriam*)

A MES MAITRES DANS LES HOPITAUX DE PARIS

Externat

M. le Docteur OULMONT (1901-1902)
M. le Docteur PEYROT (1902-1903)
M. le Docteur BALZER (1903-1904)
M. le Docteur J.-L. FAURE (1904-1905)
M. le Docteur RIEFFEL (1904-1905)

Internat Provisoire

M. le Docteur FERÉ (*in memoriam*)
M. le Docteur ANDRÉ RICHE (1905-1907)

Internat

M. le Docteur LAUNAY (1907-1908)
M. le Docteur SOULIGOUX (1908-1909)
M. le Docteur MÉNARD (1909-1910)
M. le Docteur BEURNIER (1909-1910)
M. le Docteur BEURNIER (1910-1911)
A MM. LES DOCTEURS LAPOINTE, ALGLAVE,
VILLEMIN, CALVE ET ANDRIEU

A MON PRÉSIDENT DE THÈSE

M. LE PROFESSEUR SEGOND

Chirurgien de la Salpêtrière
Membre de l'Académie de Médecine
Officier de la Légion d'Honneur

A M. LE DOCTEUR CHARLES SOULIGOUX

Chirurgien de l'Hôpital Tenon
Chevalier de la Légion d'honneur

Qui fut l'inspirateur de ce travail.

Témoignage de respectueuse affection et de reconnaissance.

AVANT-PROPOS

Depuis la publication, en 1901, de l'ouvrage de Terrier et Auvray sur la « Chirurgie du foie et des voies biliaires », aucun travail d'ensemble n'a paru sur les résections du foie.

Cette opération a été pourtant maintes fois pratiquée au cours de ces dix dernières années. La littérature étrangère abonde en observations où l'on essaya avec des succès variés d'enlever des segments de tissu hépatique.

En Allemagne ce sont les comptes rendus de Payr, Garré et Anschütz. En Amérique, Knott, Cullen, Yeomans suivent la voie tracée par Keen qui, dès 1898, publiait une statistique de 76 résections pour tumeurs du foie. En Italie, tant au point de vue clinique qu'opératoire, la question était étudiée par Tricomi, Baldassari, Masnata et Calirni.

Tous ces travaux sont remarquables par la complexité des procédés et des instruments employés. En outre, il n'y a aucune conformité de vues entre les différents auteurs, si bien que, de tous ces faits expérimentaux ou cliniques, il est impossible d'extraire une technique bien réglée.

En France, avant 1901, les tentatives de résection du foie étaient exceptionnelles, et les résultats obtenus peu encourageants.

Cependant depuis le mémoire d'Auvray, les interventions heureuses se multiplièrent ; les débats de la Société de Chirurgie, de 1907 à nos jours, ramenèrent l'ablation des tumeurs du foie à cette simplicité d'exécution à laquelle Bruns avait dû jadis ses succès.

De ces discussions, nous nous sommes efforcé de tirer une technique simple et rapide, ce sera là le sujet de notre premier chapitre.

Puis nous aborderons les indications opératoires telles qu'elles se résument des publications de ces dernières années.

LES

RÉSECTIONS PARTIELLES DU FOIE

(TECHNIQUE ET INDICATIONS)

CHAPITRE PREMIER

Technique

L'état actuel du mode opératoire des tumeurs du foie repose sur les travaux de Kousnetzoff et Pensky et de Terrier et Auvray.

D'une opération, exécutée jusque-là au hasard d'une laparotomie, ils ont fait une intervention réglée et précise. Aussi, ne parlerons-nous pas des faits anciens, qui se trouvent d'ailleurs réunis dans le *Traité de Chirurgie du foie et des voies biliaires* des deux derniers de ces auteurs.

Nous nous appuierons, dans notre exposé critique, sur les observations postérieures à cet ouvrage. Nous rappellerons que la possibilité d'enlever des morceaux de foie est un fait depuis longtemps admis. Les expériences de Ponfick, les comptes rendus de la thèse de Kahn, ont montré que le foie sectionné ou malade est susceptible de régénérescence.

Partant de cette donnée, le chirurgien put s'attaquer sans crainte à la glande pour y pratiquer l'ablation des différents néoplasmes.

Le point délicat de l'opération résidait dans l'établissement d'une hémostase sûre et définitive. En raison de la vascularisation extrême du foie, toute plaie accidentelle ou chirurgicale est suivie d'hémorragies primitives ou secondaires souvent fatales au malade. La crainte de cet accident, jointe à celle de l'infection péritonéale, avait fait adopter, de 1895 à 1900, la méthode extrapéritonéale, avec pédicule externe et résection de la tumeur en un ou deux temps.

Pour heureux qu'aient été les résultats ainsi obtenus, ils étaient loin de satisfaire le chirurgien. La réduction de la tranche réséquée, et son abandon dans la cavité abdominale, restaient l'idéal à atteindre. Le mérite des expériences de Kousnetzoff, et Pensky, Terrier et Auvray est d'avoir permis la réalisation de ce mode opératoire.

C'est grâce à ces auteurs qu'on peut actuellement pratiquer des résections du foie, réglées, étanches et intrapéritonéales.

Nous diviserons l'étude technique qui va suivre en quatre parties :

1° Les résultats obtenus par les anciens procédés d'hémostase ;

2° Les modifications apportées au principe de Terrier et Auvray, par les expérimentateurs et les chirurgiens ;

3° La technique de résection, qui nous paraît la plus judicieuse et la plus simple ;

4° Nous terminerons par un court exposé des voies d'abord du foie.

1° *Résections du foie exécutées selon les méthodes anciennes.*

Le vieux pédicule externe a été encore en faveur, durant ces dix dernières années, dans l'ablation des tumeurs hépatiques. Ransohoff, cité par Garré, déclare préférer cette méthode à la suture et à la réduction dans le péritoine.

En Italie, presque tous les auteurs se prononcent pour l'extériorisation du néoplasme. On peut lire dans le mémoire de Masnata (*Policlinico*, 1903) les opinions suivantes des différents chirurgiens :

« Le procédé en un temps, dit Tricomi, avec réduction du moignon dans la cavité abdominale, semble être l'idéal, car la guérison complète a lieu en peu de jours, mais il exige une hémostase parfaite.

« Le procédé externe en un temps a comme avantage d'obtenir :

« 1° Une opération plus courte ;

« 2° Une sécurité plus grande contre l'hémorragie secondaire.

« Le procédé externe en deux temps est de tous le moins dangereux, puisqu'on pratique l'ablation, les adhérences une fois formées. »

Pour Tricomi, la réduction intrapéritonéale s'applique aux petites tumeurs pédiculées. Le pédicule externe en un temps est utile, quand on croit l'hémorragie difficile à arrêter, ou quand les moyens d'hémostase sont peu sûrs et d'application longue. La méthode en deux temps est indiquée quand la base d'implantation est tellement large que l'hémorragie ne peut être arrêtée par les moyens ordinaires.

Telles sont également les opinions de Filippini, Giordano, Taddei. En 1905 Calirni (*Riforma medica*), comme conclusion à une observation de cancer primitif du foie, prétend qu'on n'est pas, à l'heure actuelle, en possession d'un procédé d'hómostasc rapide et sûr. Pour cet auteur, l'affrontement des lèvres du moignon hépatique n'est applicable que dans le cas de pédicule peu volumineux, de foie très mobile et d'accès facile. Dans toute autre circonstance, il conseille la ligature élastique.

Tout récemment (1908), Bonfanti enlevait un volumineux cancer primitif par le procédé en deux temps, vu l'état cachectique de la malade. La guérison s'obtenait par seconde intention. Rappelons la technique de ces auteurs : après ouverture de la paroi, la tumeur est fortement attirée entre les lèvres de la plaie. A sa base, autant que possible en tissu sain, on place un drain du calibre d'un doigt environ. On exerce une forte constriction, puis on fixe les chefs du drain, par une ou deux pinces. On pratique alors la résection, et on fixe le moignon à la paroi par des sutures ou des broches d'acier.

Le pédicule externe n'en est pas moins passible de sérieuses objections.

Galdrini lui reproche de déchirer le tissu hépati-

que ; Calirni lui-même reconnaît ne recourir à ce procédé que faute de mieux.

Garré rejette délibérément et pédicule externe, et ligature élastique : « Cette vieille méthode, dit-il, entraîne
une longue période de cicatrisation, celle-ci s'effec-
tue mal, et se complique souvent d'éventrations secondaires. » Dans certains cas, le drain glisse du moignon ;
alors, se produisent des hémorragies secondaires qui
coûtèrent la vie aux opérés de Ransohoff et Schmidt.

N'étaient les travaux de l'école ialienne, nous n'au-
rions point insisté aussi longuement sur ce mode de
résection complètement abandonné en France aujour-
d'hui.

Le tamponnement, en revanche, a été dès longtemps,
et sera toujours utilisé. Son exécution est très simple,
elle consiste dans l'application, à l'intérieur de la plaie
du foie, de mèches de gaze aseptiques ou iodoformées.
Certains auteurs utilisent aussi le sac de Mickulicz.
C'est un procédé commode et rapide, à double fin, la
gaze servant, outre son rôle hémostatique, à assurer le
drainage. Rarement, cependant, il est employé isolément, sauf peut-être dans certaines résections atypi·
ques : telle celle pratiquée par Yeomans. Après curet-
tage de la cavité, il la tamponna fortement à la gaze.
Citons encore la malade de Frœlich, dont on peut
lire l'observation dans la thèse de Humbert de Nancy.

Au Congrès de Chirurgie américain de 1904, Freeman,
rapportant un cas de résection du foie pour cancer
primitif, déclara le tamponnement supérieur à tout autre moyen d'hémostase.

Presque toujours la thermocautérisation de la plaie précède la mise en place des mèches. Les appareils à air chaud ou à vapeur d'eau, comme celui de Sneguirew ont pu tarir quelques hémorragies en nappe, sans cependant entrer dans la pratique courante, étant donné le prix de ces instruments.

A la portée de tous, le thermocautère a tenu souvent au cours d'une résection le rôle de « bistouri et de pince », selon le mot de Keen. Cet auteur n'hésite pas à attribuer à l'usage du thermo la plus large part dans ses nombreux succès. « Le fer rouge, dit-il, a l'avantage d'aveugler les petits vaisseaux, tout en mettant en évidence ceux d'un calibre supérieur qui peuvent être ainsi facilement liés. » Ce mode d'excision a également donné un beau succès à Albertin et Maire dans un cas de résection, pour cholécystite adhérente. De même, Banzl, opérant un tuberculome du foie, l'enleva au thermo, et parfit son hémostase en tamponnant. Le cautère doit être maintenu au rouge à peine sombre, si l'on veut éviter la production d'escarres au niveau des surfaces de section.

Le thermo et le tamponnement sont des moyens commodes, mais utilisables, seulement, dans les cas de petits nodules bien limités, laissant une fois enlevés une excavation assez profonde, où l'on entasse les compresses ; dans les résections étendues, ils jouent un rôle purement accessoire.

2° *Modifications apportées au procédé de Terrier et Auvray.*

Nous abordons maintenant les modes de résections intra-péritonéales des tumeurs hépatiques. C'est, nous l'avons dit, à Kousnetzoff et Pensky, Terrier et Auvray, que l'on doit de pouvoir réaliser cette opération en toute sécurité.

Prévenir l'hémorragie, tant primitive que secondaire, par l'application en tissu sain, de points de sutures autour de la tumeur avant son exérèse : tel est le principe fondamental de la technique de ces chirurgiens.

Ainsi se trouve créée l'hémostase préventive des vaisseaux du foie.

Pour l'obtenir, on eut recours à deux procédés :

L'hémostase par anses de fil nouées directement sur le parenchyme hépatique.

L'hémostase avec interposition de corps étrangers entre le tissu glandulaire et les fils de ligature.

Nous passerons vite sur ces dernières méthodes. Elles sont très ingénieuses, mais sont beaucoup plus théoriques que pratiques, étant donné leurs difficultés d'exécution.

Cecherélli et Bianchi, inventeurs de ces ligatures préventives avec corps étrangers interposés, « avaient songé à obvier à la friabilité de l'organe, en ajoutant au tissu du foie un autre élément « animal » résistant, mais homogène, élément résorbable ou facilement enkystable, qui puisse comprimer le tissu hépatique en fournissant un appui ferme aux points de suture, ces points portant directement sur cet élément et non sur le tissu ».

Ces expérimentateurs se sont servis d'os de baleine décalcifiés, perforés de trous pour le passage de l'aiguille.

Les variantes, apportées à ce mode de suture, ne sont guère sorties du domaine du laboratoire. Au Congrès international de Chirurgie de 1900, Segale de Gênes propose des sutures enchevillées sur des rouleaux d'ivoire ou d'ébonite. En 1901, Pierre Delbet communique à la Société de Chirurgie un procédé analogue où les chevilles sont constituées par des cylindres d'os de lapin décalcifiés. En 1903, Baldassari, en guise de corps interposable, utilise des fragments de muscle droit. Comme le fait remarquer Garré, cette manœuvre exige une asepsie idéale, sous peine de voir des phénomènes infectieux et nécrotiques apparaître au niveau de la ligne de suture.

A la même époque et dans le même but, Payr et Martina eurent recours à des bandelettes de magnésium pur qui se résorbait ultérieurement grâce à un processus d'oxydation locale. Dans un article paru dans les archives de Langenbeck, ils exposent longuement les résultats qu'ils ont obtenus. Ils prennent soin de serrer modérément les fils au-dessus des lames métalliques, puis ils lient isolément les vaisseaux. Une striction très forte produit la nécrose du tissu hépatique et détermine, au niveau des vaisseaux, des phénomènes de thrombose et de phlébite, origine d'embolies car-

diaques et pulmonaires. Ce mode opératoire aurait
donné à Payr une telle satisfaction, qu'il n'hésite pas
à le recommander dans son rapport au Congrès international de Bruxelles en 1908 : « On devra recourir,
dit-il, à la ligature isolée des vaisseaux combinée à la
suture légèrement compressive du parenchyme hépatique, en se mettant à l'abri de la section des fils au
moyen de plaques de magnésium. » Quelle que soit
l'autorité qui s'attache à son nom, Payr n'a entraîné
personne à utiliser son procédé trop expérimental pour
être réellement pratique.

L'hémostase préventive, par suture étreignant directement la substance propre du foie, se trouve réalisée,
par les procédés de Terrier et Auvray, Kousnetzoff et
Pensky.

Nous renvoyons, pour leur description détaillée, au
Traité de chirurgie du foie et des voies biliaires des auteurs français. La ligature préventive de Kousnetzoff et
Pensky est caractérisée par l'indépendance des anses
de fil, vis-à-vis les unes des autres, et par la nécessité
de pratiquer une forte constriction.

Terrier et Auvray, au contraire, entrelacent les fils,
rendant ainsi leurs ligatures solidaires, et évitant la déchirure de la glande au moment du serrage.

En dépit de leur ingéniosité, ces procédés n'ont que
rarement été mis en pratique, tont au moins dans
leur forme typique. Kousnetzoff et Pensky ne fournis-
sent à l'appui de leurs expériences qu'un seul cas opératoire. Il s'agit d'un syphilome du foie enlevé par Mickulicz. La seule observation, où l'on ait appliqué la

ligature en chaîne de Terrier et Auvray, est celle qui est rapportée dans leur ouvrage.

La meilleure critique que l'on puisse faire de ces méthodes, est de signaler cette rareté de leur emploi. Elles ont l'inconvénient d'être très compliquées et d'exiger une technique trop spéciale. Elles n'entrent donc pas dans la chirurgie courante ; il en est de même de toutes les modifications qu'on a voulu y introduire.

Toutes les variantes, apportées au premier type d'hémostase intra-hépatique, n'ont fait qu'en accroître la complexité.

En Italie, Tricomi qui fit sur le chien de longues études expérimentales arrive aux conclusions suivantes :

La ligature modérément serrée donne une bonne hémostase mais incomplète.

La forte constriction comprime et réunit les gros vaisseaux mais non les petits qui donnent une hémorragie en nappe.

Il propose d'arrêter l'écoulement sanguin par la compression temporaire et de placer une deuxième ligne de ligatures en arrière de la première.

Masnata reproche au procédé d'Auvray d'être trop peu simple. « Le fil de soie dont se sert, dit-il, le chirurgien français est beaucoup trop long ; il erre sur le champ opératoire, est noué, passé, subit des manipulations multiples, ce qui en dépit de l'attention de l'opérateur expose à des fautes graves d'asepsie. Durant l'opération, l'aiguille doit être tenue verticale ; oblique-t-elle un peu, les deux anses de fil ne sont plus sur le même plan et peuvent ainsi laisser échapper les vais-

seaux au moment du serrage. » Pour cet auteur, le pas
sage alternatif des fils, par les faces supérieure et inférieure du foie, se fait difficilement d'une seule main.
Il faut passer l'aiguille d'une main dans l'autre, ou la
confier à l'aide, ce qui allonge encore l'opération.

Après des critiques si justes, il est étonnant de voir
l'auteur italien recourir à une technique encore plus
compliquée. Il fit, une série d'expériences intéressantes,
à vrai dire, mais sans intérêt pratique.

Dans un premier groupe de faits, il passe, par un
mouvement de va-et-vient, un même fil de la face inférieure à la face supérieure du foie. Les anses ainsi
obtenues sont d'abord repérées avec des pinces, puis
sectionnées à la fin de la suture, et leurs chefs noués à
ceux des anses voisines.

La coupe du pédicule est quadrangulaire, et Masnata
insiste sur ce fait, que les ligatures ainsi posées ne sont
bien étanches que si le pédicule n'excède pas 3 centimètres.

Pour lier les fragments plus volumineux, il eut recours
à ce qu'il appelle l'« angularisation des sutures ». C'est-
à-dire que les pédicules prennent la forme de triangles,
dont les sommets et les bases s'opposent alternativement, sur la surface de section. Il put ainsi lier des
fragments de foie de 4 centimètres de diamètre. Quant
à son mode de suture, il est trop compliqué pour être
décrit ici en détail. C'est une suture à deux fils, tour à
tour repris, et abandonnés par l'aiguille ; on pourra se
rendre compte de la difficulté de cette manœuvre, quand

nous dirons que, pour la mener à bien, Masnata se servait de deux fils de couleur différente.

Enfin, pour pratiquer de volumineuses sections, cet auteur emploie l'hémostase par la « forcipressure rapide et successive ». C'est une application, au tissu hépatique, du principe de l'écrasement utilisé en chirurgie intestinale. La pince de Masnata est un solide clamp recourbé. Sa branche inférieure présente une rainure assez profonde, sauf à son extrémité, qui est arrondie, mousse et perforée d'un orifice.

La branche supérieure plus étroite est striée de cannelures, et se loge dans la gouttière de la branche inférieure. La pince ouverte, la branche femelle chargée d'un fil est introduite, à travers le parenchyme, de la face inférieure à la face supérieure. A l'aide d'une pince à disséquer, on dégage le fil, puis rapprochant les deux branches, on serre à fond le pont de substance hépatique compris entre elles. Les fils sont noués, sur la partie écrasée ; on pratique la résection et l'on termine, en rapprochant et en suturant les lèvres de la plaie du foie.

Ces travaux de Masnata sont d'ailleurs peu connus ; on n'en retrouve aucune relation en France, et c'est à peine s'ils sont mentionnés dans les articles de Calirni, d'Anschutz et de Garré.

On peut, d'un mot, faire la critique des successeurs de Terrier et Auvray, en disant que le vice capital de leurs tentatives est leur excessive complexité.

Aussi, devant tant de ligatures, d'aiguilles, d'instruments spéciaux, n'est-il pas étonnant de voir des chirurgiens pratiques rester fidèles au pédicule externe comme Calirni et Ransochoff, au tamponnement comme Freeman. Ce sont toutes ces longues manœuvres de laboratoire qui ont fait considérer comme redoutables les résections du foie, opération qui, selon le rapport de Payr, ne donne que 15 °/₀ d'insuccès.

Le but de tous les expérimentateurs modernes était de prévenir l'hémorragie primitive ou secondaire. Or, si l'on parcourt la statistique de Terrier et Auvray, portant sur 52 cas, on n'en trouve que deux où l'écoulement sanguin entraîna la mort. Toutes ces opérations datent pourtant d'une époque où la résection se faisait avec une instrumentation de fortune, sans ligne de conduite bien réglée. On a donc, à notre avis, considérablement exagéré le danger de l'hémorragie. Elle constitue un obstacle sérieux, mais non insurmontable.

A ce sujet, une confusion nous paraît avoir existé dans l'esprit des auteurs, qui ont voulu appliquer exactement à l'homme les renseignements fournis par les recherches sur l'animal.

Les résections expérimentales du foie ne donnent pas des hémorragies identiques à celles des résections opératoires proprement dites.

Il suffit d'enlever un lobe de foie à un chien pour voir le sang jaillir en abondance. L'écoulement a lieu, sans arrêt, en jet, par les gros vaisseaux, en nappe, par les petits, et entraînerait rapidement la mort de l'animal. Si l'hémostase est insuffisante, l'hémorragie secondaire se produit avec la même intensité. C'est ainsi que périrent, quelques heures après l'opération,

quatre chiens sur cinq, de la première série d'expériences de Kousnetzoff et Pensky.

Ces formidables hémorragies ne trouvent leur pendant, en clinique, que dans celles produites par une
vaste déchirure du foie. Nous dirions donc que toute
plaie d'un foie sain saigne de même façon, qu'elle soit
opératoire ou accidentelle.

Il n'en est pas de même si la section porte au voisinage d'une tumeur hépatique.

Si nous parcourons la liste des observations ancien-
nes, nous voyons que l'hémorragie fut, très souvent,
de peu d'importance, et céda à des moyens d'hémostase
tout à fait secondaires : simple tamponnement, pinces
à demeure, suture de la caspule ou de l'épiploon au-dessus de la plaie, dans beaucoup de cas (Garré, Keen,
Tricomi), l'attouchement au thermo, la pulvérisation de
vapeur d'eau, l'air chaud, furent suffisants pour amener une hémostase définitive.

On se trouve donc en présence de deux ordres de
faits contradictoires : d'une part les données expérimentales, où l'on dut recourir, pour se rendre maître de
l'hémorragie, à de forts moyens de contention : liga-
ure serrée de Kousnetzoff et Pensky, ligature en chaîne
d'Auvray, écraseur de Masnata.

De l'autre, faits cliniques où l'ablation de tranches volumineuses de tissu glandulaire s'exécute avec une perte
de sang insignifiante.

Cette divergence entre la pratique et l'expérimentation met en lumière tout ce que les récentes tentatives de laboratoire ont d'inutile et de superflu. Après

Ponfick, découvrant la régénération du foie, après Kousnetzoff et Pensky, Terrier et Auvray, montrant la possibilité de résection intra-péritonéale, tous les procédés
proposés ne sont que d'impraticables complications.

En effet, au cours d'une résection pour tumeur du foie,
l'importance de l'hémorragie est en raison directe de
la réaction pathologique du tissu entourant le néoplasme. De nombreux examens histologiques, il résulte
que toute tumeur, liquide ou solide, s'accompagne de
phénomènes inflammatoires du parenchyme environnant : tantôt, processus fibreux de défense consécutif
à certaines infections, tantôt altération glandulaire produite par la néoformation.

Tout récemment, Cranwell, dans une communication
à la Société de Chirurgie, a attiré l'attention sur ces
phénomènes. Il a rapporté plusieurs observations de
cirrhose hépatique au cours de kystes hydatiques multiples. Il attribue, aux toxines parasitaires, la production
de cette lésion, dont le caractère principal est une pro-
lifération conjonctive intense, avec dégénérescence des
cellules hépatiques.

Quoique à un degré moindre, on retrouve les mêmes
altérations dans notre observation XXXII : Dans une
mince couche de tissu glandulaire, représentant le lobe
gauche englobant le kyste, on voyait des cellules grou-
pées en îlots au milieu de bandes de tissu conjonctif.

Les mêmes faits sont signalés dans les comptes rendus anatomo-pathologiques ayant trait à des syphilomes
du foie traités chirurgicalement. Humbert, élève de
Frœlich de Nancy, a consigné plusieurs de ces obser-

vations dans sa thèse. Selon cet auteur, on a fortement exagéré le danger de l'hémorragie. A la coupe, le tissu environnant la tumeur est en général fortement sclérosé et saigne peu. Au microscope, on voit des bandelettes fibreuses envahissant le tissu noble ; les vaisseaux apparaissent comme de simples fentes, et souvent même sont complètement obstrués ; dans certains cas, très rares cependant, ils étaient béants et plutôt dilatés.

Dans l'observation de Frœlich, la tumeur, volumineuse, adhérente au muscle droit, présentait à sa base des bandes de couleur grisâtre ; à la section, ce tissu se montra très résistant, criant sous le bistouri. Le moignon, aplati, large de 6 centimètres, saigna si peu que, d'après Frœlich, le tamponnement fut plus utile comme drain que comme agent d'hémostase.

Dans les résections du foie, qui servent souvent de complément à la cure opératoire des vieilles cholécystites, les mêmes phénomènes d'induration glandulaire se trouvent signalés un peu partout. Citons les nombreux cas de Keen ceux de Picqué, Albertin et Maire : la section fut suivie d'une perte de sang peu importante, facilement maîtrisée par quelques mèches de gaze ou quelques points de suture.

Anschutz a remarqué également les heureux effets de la sclérose hépatique sur l'hémostase. « Quand, ce qui arrive souvent, dit-il, à la limite du segment malade à enlever, une hypertrophie parenchymateuse s'est produite, il est habituel de pratiquer la résection, d'une manière plus aisée et plus rapide. Malheureusement, ajoute-t-il, ce processus de cirrhose se rencontre au cours d'inflammations chroniques et jamais à la suite de tumeurs. » Cette dernière affirmation est en contradiction avec les observations de nombreux auteurs. Tedenat, opérant un cancer primitif, trouve le tissu voisin sclérosé, saignant peu à la coupe.

A la suite d'une observation pour cancer du foie non récidivé, Yeomans insiste sur l'intensité des troubles circulatoires siégeant tant à la périphérie qu'au centre du néoplasme. Il a relevé des phénomènes de thrombose et de phlébite, avec tendance à l'oblitération des vaisseaux.

Les examens anatomo-pathologiques de Fabrici, Jona, Vecchi et Guerini, sur les cancers et adénomes du foie, montrent que la sclérose hépatique accompagne les nodules néoplasiques même isolés et bien limités.

Analysant l'observation de Riche, ayant trait à l'ablation d'un cancer du foie avec hémostase facile, Morestin émet l'hypothèse, que souvent la glande peut être le siège d'altérations avant le développement de la tumeur.

Cette notion de lésions hépatiques autour d'un néoplasme localisé entraîne les conclusions suivantes dans la pratique opératoire.

Tout d'abord, l'intervention doit être aussi brève, aussi simple que possible. Le foie sur lequel on agit, se trouve, du fait de cette dégénérescence scléreuse ou amyloïde, en état de moindre résistance et peut être gravement atteint par une anesthésie prolongée. Aussi, les jours suivants, peut-on voir éclater chez l'opéré des symptômes d'ictère grave avec leur terminaison fatale. C'est ce qui arriva au malade de Kader cité par Anschutz et à celui de Guibé.

Si ces altérations de la glande présentent cet inconvénient, il faut reconnaître qu'elles ont l'avantage de permettre une hémostase facile et simple puisqu'elles saignent peu à la section.

De cette longue étude critique, une indication reste donc à retenir : la nécessité, au cours d'une résection du foie, d'opérer vite, et partant de ne recourir comme moyen d'hémostase qu'à des procédés simples, n'exigeant ni suture compliquée, ni instrumentation spéciale. C'est ce que nous allons exposer dans le paragraphe suivant.

Technique de la résection du foie.

Trois principes doivent régir, à notre avis, l'extirpation des tumeurs du foie :

1° L'incision doit porter toujours en tissu sain ;

2° Elle doit être autant que possible cunéiforme ;

3° Il faut éviter de pratiquer sur le foie de trop violentes tractions.

L'incision en tissu sain est, aujourd'hui, adoptée par la plupart des opérateurs. Pour les tumeurs malignes, elle ne se discute même pas. Là, comme ailleurs on résèque le plus loin possible des bords du néoplasme.

Pour les affections chroniques, inflammatoires ou

parasitaires, on a quelquefois tenté l'énucléation avec arrachement ou excision des parties trop adhérentes. C'est là un procédé peu recommandable; comme le font remarquer Anschutz et la majorité des auteurs français, cette manœuvre donne une plaie du foie anfractueuse, irrégulière, présentant à sa périphérie des prolongements fissuraires. Le sang coule de la profondeur sans qu'il soit possible de placer des sutures ou des ligatures efficaces.

Au contraire, si l'on incise franchement aux limites de la partie malade, on a une plaie nette régulière sur laquelle l'hémostase est facile.

Autant que possible, tous les chirurgiens s'efforcent de tailler dans le foie un lambeau cunéiforme. Keen qui, le premier, y a eu recours en a bien montré les avantages. Après avoir pratiqué une vaste brèche dans la glande, il n'est pas indifférent de pouvoir en coapter les parois, tant pour achever l'hémostase que pour assurer la régénérescence des tissus.

La section angulaire permet seule, après l'ablation de tumeurs volumineuses, d'exécuter cette manœuvre.

Quant au fait de ne pratiquer sur le foie, en opérant, que le minimum de traction, nous en montrerons l'importance au moment de traiter de la ligature isolée des vaisseaux.

Comment, étant donné la forme de l'incision et le tissu où elle porte, pourrons-nous assurer l'hémostase?

Deux procédés pratiques ont été employés avec un égal succès :

1° La ligature intra-hépatique simplifiée ;

2° La ligature isolée des vaisseaux après la résection.

La ligature intra-hépatique, telle qu'elle a été appliquée par certains chirurgiens, n'est qu'une simplification de la méthode de Terrier et Auvray.

Elle a été pratiquée d'une façon un peu différente, suivant que la tumeur est pédiculée ou sessile.

En cas de pédicule, il suffit, si celui-ci est mince, de passer dans son épaisseur un fil que l'on noue d'abord autour de chaque moitié, puis de toute la circonférence comme l'a montré Doyen. On peut ainsi enlever facilement des tumeurs, reliées au foie par une lame de tissu longue et mince. L'extrémité du moignon a été, suivant les cas, touchée au thermo, fixée à la paroi, enfouie sous l'épiploon.

Si le pédicule est très volumineux, il est sillonné de vaisseaux importants. Quelquefois il est envahi par le processus néoplasique, aussi préfère-t-on généralement l'attaquer à son implantation dans le foie, plutôt que le sectionner en son milieu.

L'on suit alors la même conduite que si l'on a affaire à une tumeur sessile.

Avant la résection, on circonscrit la tumeur par quelques anses de fil très simplement passées.

Legueu (1901), enlevant deux syphilomes du foie, entoure la portion à enlever par quelques points de catgut modérément serrés. La plaie était le siège d'un léger suintement, qui céda facilement à l'application d'une mèche de gaze.

Tuffier, dans un adénome à pédicule épais, passe une série de points en U, et incise au fur et à mesure que l'aide serre les fils. Il recouvre la surface de section d'un lambeau épiploïque.

Walther, voulant enlever un lobe flottant à gros pédicule triangulaire, sectionne, puis lie le tiers antérieur ; les deux tiers postérieurs furent entourés d'une série de points de catgut imbriqués les uns dans les autres. Après résection cunéiforme, il affronta les lèvres du moignon au catgut fin.

Faure entoure un noyau cancéreux de cinq ou six fils de soie en U entrelacés, il serre modérément et pratique la résection. L'hémostase incomplète nécessita la pose de quelques pinces à demeure ; par mesure de prudence, les fils de ligature furent attirés au dehors de la plaie.

En 1909, Riche, pour un cancer nodulaire du foie, passe trois catguts en U : l'un en dedans, l'autre en dehors, le troisième en arrière. La striction fut faite avec modération. Après l'extirpation, on dut lier une artériole et un assez gros vaisseau qui donnait sur la tranche de section.

La technique des chirurgiens français, qui utilisèrent la méthode des sutures intra-hépatiques, peut se résumer ainsi : Points en U au catgut ou à la soie, placés autour de la tumeur, serrage modéré des fils puis résection.

A la discussion qui eut lieu, en février 1908, à la Société de Chirurgie, Walther insiste sur la nécessité de solidariser les anses de fils ; ceux-ci doivent être serrés d'une façon lente et progressive, mais jamais à fond pour éviter la section du parenchyme.

Dans presque toutes ces observations, l'hémostase obtenue a été incomplète ; pour venir à bout de l'écoulement sanguin, on a dû recourir au tamponnement (Legueu), aux pinces à demeure (Faure, à la ligature isolée (Riche).

La résection a été effectuée soit après la pose de la ligne de suture, soit au fur et à mesure du serrage des fils (Tuffier).

Ces opérations sont remarquables par la rapidité avec laquelle elles ont été menées, et par l'excellence des résultats obtenus.

En Allemagne, Anschutz, de Breslau, est un partisan convaincu des ligatures intra-hépatiques auxquelles il a dû de beaux succès. Dans un article paru en 1907, il insiste sur deux points principaux : tout d'abord le choix de l'aiguille à suture. Il faut, autant que possible, dit-il, se servir, d'une aiguille arrondie à pointe mousse, et l'introduire doucement sans à-coup, « en tâtonnant », dans la substance hépatique. Grâce à cette manœuvre, les vaisseaux glissent sur l'extrémité de l'aiguille, et se trouvent écartés sans être déchirés. Le fil passé, il faut faire la ligature, selon le mode de Kousnetzoff et Pensky, serrer lentement, mais très fortement, des segments de foie de 1 cm. 1/2 à 2 centimètres de diamètre. Par cette lente et vigoureuse striction, les vaisseaux sont comprimés en masse ; quant aux éléments nobles du foie, ils se trouvent tassés tout autour des vaisseaux fermés. « Je crois, ajoute cet auteur, qu'il faut attribuer une grosse importance au passage précautionneux de l'aiguille mousse. et au serrage progressif, continu et vigoureux des ligatures. Ce sont, peut-être, ces minuties de détail qui préviennent la formation d'embolies de cellules hépatiques. »

Toutefois, Anschutz reconnaît que l'on peut, à la rigueur, employer une aiguille acérée. Le léger écoulement, qui suinte par le trajet du fil, se tarit quand on noue la ligature. La résection peut se faire, soit pendant, soit après, la pose des ligatures. Comme matériel de suture, le chirurgien allemand se sert, de préférence, de très gros catgut. Il accompagne l'exposé de sa technique de cinq obsrvations où l'hémostase se maintint parfaite.

La méthode des ligatures préventives simplifiées permet donc d'enlever avec rapidité et sécurité même des fragments volumineux de foie. A ce titre elle conservera longtemps encore les préférences de nombreux opérateurs.

Cependant, elle présente quelques imperfections. L'hémostase obtenue, comme nous l'avons déjà signalé, est loin d'être parfaite, si on serre modérément les fils de suture. Malgré l'autorité d'Anschutz, nous ne croyons pas sans danger, le fait de comprimer vigoureusement les vaisseaux en écrasant à leur pourtour le tissu hépatique. Aussi, beaucoup de chirurgiens, laissant là tout essai de ligature intra-hépatique, se contentent de lier les vaisseaux séparément.

La ligature isolée des veines et artères sectionnées apparaît comme étant le moyen d'hémostase le plus simple et le plus rapide ; c'est d'ailleurs aussi le plus ancien. Pinçant et liant tout ce qui saignait sur les surfaces de résection, Graubé, Keen, König obtinrent de beaux succès. Dans toute la statistique de Terrier et Auvray, on ne retrouve qu'un seul cas, celui de Wagner, où la mort fut le fait d'une hémorragie secondaire peu abondante, survenant chez une malade arrivée au dernier terme de la cachexie.

En 1899, au moment où le pédicule externe était en faveur, où paraissaient les publications de Terrier et Auvray, Pantaloni déclarait que l'hémostase préalable devait s'adresser surtout aux tumeurs pédiculées : « En cas de tumeur sessile, dit-il, l'idéal est l'attaque franche au bistouri suivie de la forcipressure des vaisseaux, au fur et à mesure que progresse l'instrument tranchant. »

Il est facile, en effet, de placer une ligature sur les vaisseaux du foie ; ceux-ci, comme l'ont montré Kousnetzoff et Pensky, offrent une résistance suffisante pour résister à des tractions de 800 grammes. Auvray conseille, avant de les lier, de les attirer en dehors de la surface de section, et de les dénuder de leur enveloppe conjonctive.

Actuellement, on pratique la ligature isolée des vaisseaux avec ou sans hémostase préventive. Cette dernière ne constitue plus, alors, qu'une compression temporaire, sans prétention contre l'hémorragie secondaire, ce qui la différencie des sutures intra-hépatiques d'Anschutz, Walther, Legueu, Riche.

Garré a eu très souvent recours à ce procédé. Il réalise son hémostase préventive par la compression manuelle, en cas de tumeur petite ou pédiculée. Si le néoplasme est de moyen volume, il le circonscrit à l'aide de clamps élastiques de Doyen. Ceux-ci convergent, en dedans, par leur extrémité ; il faut les serrer doucement et, les ligatures posées, les enlever avec précaution et sans tirer.

Sur six opérés, Garré eut deux fois recours à ces instruments. Il s'agissait, dans un cas, d'une résection au cours d'une vieille cholécystite, et dans l'autre d'un sarcome pédiculé. Pour les tumeurs moyennes, d'abord facile, avec foie mobilisable, cette conduite paraît très logique, d'après Anschutz. « La limite à la compression manuelle ou instrumentale est fixée par le volume de la tumeur et l'étendue de la résection. Pour enlever de gros segments de foie, la compression, suffisante, à la surface du parenchyme, n'a pas d'action sur les vaisseaux centraux. Si l'on veut obtenir de force l'hémostase des parties médianes par une puissante forcipressure, on risque la déchirure du tissu hépatique. »

Comme agent de compression temporaire, cet auteur utilisa, pour enlever un gros kyste hydatique, un lien élastique. En dépit de tous ses efforts, il ne put l'empêcher de glisser du moignon. Cet accident était déjà arrivé à Schmidt, aussi Garré conseille-t-il d'abandonner ce procédé, à la fois inutile et dangereux.

La résection, avec ligature isolée, sans hémostase préventive, n'exigeant aucune manœuvre spéciale, convient aux néoplasmes de tout volume. Elle a donné de remarquables succès opératoires, à condition d'observer le troisième principe indiqué en tête de ce paragraphe : éviter, le plus possible, les tractions portant sur le tissu hépatique. Faute d'observer cette règle, beaucoup d'opérateurs n'éprouvèrent que des déboires au moment des ligatures. Le premier de tous, Auvray, a montré les inconvénients d'attirer le segment à réséquer, entre les lèvres de la plaie abdominale. Si la portion de parenchyme à attaquer est profonde, maintenue par des ligaments, l'on est tenté d'exercer sur elle de fortes tractions. Le foie, organe plastique, se laisse facilement étirer ; la portion à réséquer s'allonge en une espèce de faux pédicule. Cette élongation est le fait de l'élasticité extrême des vaisseaux hépatiques. Si l'on fait la section au moment où ils sont tendus à l'extrême, ils se recroquevillent aussitôt, plus vite que le parenchyme moins élastique, et disparaissent dans sa profondeur. Il est alors chimérique de vouloir placer sur eux une pince pour obturer leur lumière. Après Auvray, Garré et Anschutz insistent sur la nécessité de pratiquer la résection en laissant, autant que possible, le foie en place.

D'après Anschutz, une autre faute opératoire consiste à inciser, en tenant le bistouri de biais ; on obtient ainsi une section oblique des grosses branches intra-hépatiques de la veine porte, ce qui rend leur prise plus délicate.

L'opinion de ces auteurs à ce sujet est également celle de Souligoux, qui attribue les hémorragies abondantes, rebelles, signalées dans certaines observations, à des tiraillements intempestifs exercés sur le lobe ou la portion de lobe à enlever. En dehors de l'allongement des vaisseaux, une vigoureuse traction manuelle ou instrumentale détruit et désagrège les cellules hépatiques.

Anschutz, dans son essai infructueux de ligature élastique, avait dû fortement tirer sur le foie pour placer son drain. Quand celui-ci eût sauté, il se trouva en présence d'un moignon pédiculé, constitué par un parenchyme déliquescent, où il put, avec peine, placer quelques ligatures ou pinces à demeure.

Au contraire, dans l'observation XXX, Souligoux, après s'être donné du jour à l'aide d'une valve, fit légèrement abaisser le foie, puis, sans l'attirer au dehors, il pratiqua, rapidement, une large brèche. Les vaisseaux sectionnés, très visibles, furent pincés au fur et à mesure de l'incision.

Garré, après ablation d'un énorme kyste hydatique, préfère porter ses ligatures dans la profondeur, plutôt que d'exercer sur elle aucune traction.

Un des arguments principaux donnés par Anschutz, en faveur de la section des ligaments du foie est que cette manœuvre permet la mobilisation totale de la glande, ce qui est toujours préférable au fait de tirer sur une de ses parties pour l'exposer au jour.

Pour faire une bonne résection du foie, il faut donc attaquer franchement la partie à enlever, au fur et à mesure que la section progresse, on place, rapidement, des pinces sur les vaisseaux qui donnent. On procède ainsi sur les deux faces du moignon cunéiforme, au sommet du dièdre ainsi obtenu, il arrive souvent que le segment réséqué tienne encore par une mince lamelle de substance hépatique. Il faut se garder de la dilacérer en voulant l'enlever de force. On doit, au contraire, la sectionner à petits coups de bistouri, de façon à ce que la masse néoplasique tout entière tombe d'elle-même dans la main de l'opérateur. C'est, en effet, au niveau du sommet de l'angle de section, que l'hémorragie est le plus difficile à réprimer. Ces précautions étant prises, une fois la tumeur enlevée, on se trouve en présence d'une brèche, taillée en coin dans un des lobes du foie ; de part et d'autre, sur ses parois, les vaisseaux apparaissent bien en évidence obturés par les pinces.

Il suffit de placer sur eux des ligatures pour obtenir, une fois les pinces enlevées, deux surfaces absolument exsangues. Il peut arriver, cependant, que certains vaisseaux, coupés obliquement, soient d'une ligature difficile, dans ce cas on n'a qu'à suivre le conseil de Garré : on repère l'artère ou la veine à l'aide d'une pince, et on l'entoure d'un fil circulaire, passé dans le parenchyme avec une fine aiguille courbe. On serre doucement sans tirer et le suintement cesse bientôt.

Comme fil de ligature, on a employé le catgut n° 0, le fil de lin fin, la soie 000. C'est cette dernière que préfèrent Garré, Anschutz, Souligoux, elle donne en effet toute sécurité car elle n'a pas tendance à glisser comme le catgut.

Nous conclurons donc, à l'heure actuelle, que la résection du foie peut se faire avec une hémostase parfaite, grâce à deux procédés qui ont également fait leur preuve :

La résection avec ligature préventive (méthode d'Auvray simplifiée) ;

La résection avec ligature isolée des vaisseaux qui nous parait être le procédé de choix.

Nous allons, maintenant, tracer dans son ensemble le tableau d'une résection du foie telle que nous l'avons vu exécuter, ou que nous l'avons vu décrire dans les plus récentes observations.

L'incision de la paroi, quels que soient son siège et sa forme, doit donner un jour très large. Une valve, un écarteur autostatique, seront d'utiles adjuvants. Le foie étant découvert, on rompt les adhérences qui peuvent exister, et l'on garnit soigneusement de compresses le champ opératoire.

Deux cas sont possibles : la tumeur est sessile ou pédiculée. Si elle possède un pédicule, la main de l'opérateur saisit le néoplasme, et l'immobilise. Tout près de la base d'implantation, on place des pinces, ou des fils de ligature que l'on noue selon le mode de Lawson-Tait. On sectionne, on enlève la tumeur, et si l'on a employé des pinces, on les remplace par une forte ligature.

Si la tumeur est sessile, pour l'amener bien en vue, la main de l'aide abaisse légèrement le foie. On place alors les ligatures intra-hépatiques si l'on recourt à ce procédé. La section est faite en tissu sain, de part et d'autre du néoplasme. Pour l'exécuter, on peut utiliser le bistouri ou le thermocautère. Ce dernier, en dépit de l'autorité de Keen, perd de jour en jour du terrain. Pour Garré, le fer rouge a le défaut de favoriser la formation d'escarres, dont la chute ultérieure peut entraîner une hémorragie secondaire. Pantaloni ne le trouve pratique que si l'on a affaire à un pédicule petit ou peu vasculaire.

Actuellement, tous les chirurgiens utilisent le bistouri. Celui-ci, de taille moyenne, doit être tenu bien perpendiculaire à la surface à réséquer. La section se fait rapidement, sans mouvements de va-et-vient. Nous avons vu plus haut les précautions à prendre au niveau du sommet du coin hépatique.

Le néoplasme enlevé, on lie les vaisseaux si on a eu recours au deuxième mode de résection.

L'hémostase achevée, grâce à l'un ou l'autre procédé, on tamponne légèrement les deux surfaces de section, et l'on fait, si besoin est, quelques ligatures complémentaires. Il reste à traiter les lèvres de la plaie.

En général, on essaie d'affronter les deux faces du dièdre. Cette manœuvre permet de combler l'entaille produite par la résection. Garré estime que ce temps de l'opération est aussi important que la ligature même des vaisseaux.

Le danger à éviter consiste dans la section du tissu hépatique par le fil de suture. C'est ce qui arriva dans le cas de Guinard, que nous a communiqué notre collègue Jacoulet. Un des points du surjet ayant coupé, celui-ci se desserra complètement, ce qui entraîna une hémorragie secondaire fatale. Aussi Ricard préfère-t-il à tout autre les points séparés qui lui donnèrent un accolement de la plaie exact et étanche. Le très gros catgut trouve là une de ses meilleures applications. Moins que tout autre fil, il a tendance à couper ; en outre, sous l'influence de l'humidité, il augmente de calibre et comble ainsi son trajet intra-hépatique. Si la tumeur est de volume moyen, la coaptation s'obtient facilement par suite du serrage progressif des fils. Si le foie est mou, friable et risque de se laisser sectionner, on peut recourir à l'artifice de Tedenat.

La tumeur enlevée, il plaça, parallèlement aux lèvres de la plaie, des points de suture allant de la face supérieure à la face inférieure. A cheval sur eux, perpendiculairement à la plaie, il passa trois points séparés qu'il put serrer sans crainte. Dans certains cas, l'épaisseur et l'écartement des parois de la brèche sont s considérables, qu'il est impossible de les rapprocher. Il convient alors de traiter séparément chacune des deux lèvres ; on les tasse, on les aplatit au moyen d'un surjet modérément serré de gros catgut. C'est ce que fit Souligoux dans l'observation n° XXX. Garré a recours aux points séparés ; chez un de ses malades la tranche hépatique était si épaisse, qu'il ne pouvait la réduire suffisamment par des points perforants. Il tourna la difficulté en passant, des faces supérieure et inférieure du foie, une série de catguts, qui ressortaient au milieu de chaque surface de section. Il put ainsi obtenir une réduction suffisante.

Cet affrontement des deux faces de la plaie hépatique peut suffire, en dehors de tout autre procédé d'hémostase, au cours de résections limitées. D'une exécution rapide, cette manœuvre a donné de bons résultats à Michaux, Picqué, Peugniez ; tous ces opérateurs employèrent la suture à points séparés serrés modérément.

La résection achevée, on peut, comme Garré, abandonner le foie dans la cavité abdominale dont on referme les parois. Avec une hémostase sûre, ce fait ne présente aucun inconvénient surtout si l'on n'a enlevé qu'une petite surface de parenchyme. Si la brèche, taillée dans le foie, est importante, il vaut mieux chiffonner sur la ligne de suture quelques mèches de gaze aseptique, dont les extrémités ressortent par la plaie. Ce tamponnement est indispensable, si l'opération a été accompagnée d'une cholécystectomie. Au bout de trois ou quatre jours on enlève les compresses, et on laisse la plaie se refermer.

Telle est la technique des résections du foie, opération qui, sans entrer dans la grande pratique courante, n'en doit pas moins être connue dans ses détails par le chirurgien.

Les résultats obtenus se sont sensiblement améliorés au cours de ces dix dernières années. La statistique de Terrier et Auvray donne une mortalité de 19,23 %, tandis que celle de Payr (1908) descend à 15 % ; encore faut-il faire remarquer que dans nombre de cas on traite des tumeurs malignes qui sont d'un pronostic opératoire beaucoup plus sombre. D'autre part le foie, dont l'insuffisance est imminente, ne peut souvent faire les frais du shock opératoire, et l'opéré succombe à un ictère grave, dont la résection en elle-même ne peut être rendue responsable. On peut affirmer que l'ablation d'une tumeur bénigne, chez un sujet encore vigoureux, doit toujours se terminer par la guérison.

Bien qu'ayant montré le peu d'importance pratique de l'expérimentation, nous avons voulu essayer par nous-même de nous rendre compte de la valeur du procédé des ligatures isolées.

Nous avons donc enlevé, à deux chiens, d'assez importants fragments de foie, près de la moitié d'un lobe dans notre seconde observation. Nous nous sommes appliqué à suivre rigoureusement la technique que nous avons décrite. Nous avons réséqué, lié, puis suturé l'organe en ne lui infligeant que le minimum de manipulations possibles.

Dans notre première opération, ayant fait notre incision très à droite, nous avons été gêné au moment de passer le surjet sur la tranche hépatique. Nous sommes cependant arrivé à suturer le foie sans tirer sur lui, bien que le champ opératoire fût étroit et profond.

Chez le second chien, une large incision en baïonnette a découvert le foie et permis de soulever un lobe entre les lèvres de la plaie. Nous avons maintenu ce lobe en dehors par des compresses serrées entre lui et les lèvres de l'incision.

Nous avons, alors, pu exciser un morceau de foie volumineux presque sans y toucher.

La ligature des vaisseaux a été très facile ainsi que l'exécution du surjet de gros catgut à points passés. L'hémostase a été parfaite et aucun écoulement secondaire de sang ne s'est produit.

La durée de chacune de ces opérations n'a pas excédé une demi-heure.

On voit donc que sur un organe même sain, non

sclérosé, la ligature isolée des vaisseaux est d'application facile et donne toute sécurité.

Voies d'abord.

Nous serons très court sur ce chapitre. Il n'existe pas, à proprement parler, de voies d'abord spéciales des tumeurs du foie. Ce sont celles de la région hépatique, identiques pour tous les cas pathologiques: tumeurs, abcès, traumatismes.

Les néoplasmes du foie, auxquels on s'attaque de préférence, sont ceux de la partie antérieure de cet organe. L'incision abdominale fut longtemps la seule employée, et c'est encore celle à laquelle on a le plus souvent recours.

Le mode de laparotomie usité est variable suivant les cas. L'incision est, soit oblique, soit plus souvent verticale. On la trace sur le bord externe du muscle droit ou plus en dehors encore sur le prolongement de la ligne mamelonnaire.

Cette section latérale mène directement sur la zone opératoire, mais elle saigne beaucoup, et expose, plus que toute autre, aux éventrations ultérieures.

Dans tous les cas, où le diagnostic topographique exact du néoplasme n'est pas fait, on pratique la laparotomie médiane, qui n'est, le plus souvent, que l'agrandissement d'une incision exploratrice. Devant une tumeur à implantation très externe, lobe flottant à long pédicule, gros kyste adhérent, on est en général obligé de pratiquer une contre-ouverture, qui court parallèlement au rebord des fausses côtes.

Ce trait de section oblique a été, fréquemment, pratiqué seul. Il siège, à deux travers de doigts, au-dessous du rebord costal, et même directement sur les deux tiers antérieurs de la face convexe du foie. Il faut avoir soin de laisser un rebord musculaire assez long pour pouvoir ensuite faire facilement la suture du grand droit.

En général, l'incision verticale, droite ou médiane, longue de 15 centimètres environ, suffit pour pratiquer presque toutes les résections.

Si la tumeur est très profonde, il faut recourir aux procédés à lambeau. Le plus ancien de tous est le lambeau abdominal décrit depuis longtemps par Lejars. Il consiste à tailler aux dépens de la paroi « un large volet musculaire, rasant les côtes à droite du muscle droit antérieur, ou même empiétant sur lui vers la ligne médiane. On le rabat, et on découvre de la sorte, facilement, la face convexe du foie et son bord antérieur. »

Les parties profondes du lobe droit n'en restent pas moins inaccessibles, abritées, derrière le rebord costal, sous la coupole diaphragmatique. Terrier et Auvray, en cas de tumeur siégeant en ces points, conseillaient l'abstention : « Il ne saurait être, disent-ils, question bien entendu de s'attaquer à des tumeurs profondément situées dans l'épaisseur de l'organe, et cela pour des raisons sur lesquelles il est inutile d'insister. »

Les chirurgiens allemands et italiens surtout se sont appliqués à trouver des procédés susceptibles de mettre au jour même les parties du foie les plus reculées.

Pour arriver à ce but, deux méthodes ont été employées soit isolément, soit simultanément. La première vise l'écartement du gril costal. La deuxième cherche à obtenir la mobilisation du foie en le libérant de certains de ses moyens de fixité.

Les tentatives d'écartement du rebord costal se trouvent exposées dans le rapport de Hartmann à la Société de Chirurgie (séance du 7 décembre 1910). « La résection de l'arc costal exécutée, dit cet auteur, en 1887 par Lannelongue est basée sur une donnée anatomique: la possibilité de réséquer une partie de ce rebord pour intéresser la plèvre, celle-ci restant à une certaine distance du rebord cartilagineux du thorax.

Les cartilages costaux intéressés sont ceux des huitième, neuvième et dixième côtes. Leur section est précédée de celle du muscle droit et des insertions du diaphragme. On rabat le volet ainsi obtenu en dehors et l'on découvre largement la face convexe.

Navarro, Auvray, Pacheco Mendes, au lieu de respecter le cul-de-sac, ont pratiqué le refoulement de la plèvre pour pouvoir faire une plus large résection du squelette. « Avec cette façon de procéder, dit Hartmann, on a plus à s'occuper de la limite inférieure exacte de la plèvre. »

L'inconvénient de cette manœuvre réside dans les troubles respiratoires que peut amener une trop vaste incision du diaphragme. Aussi, pour éviter ces accidents et pour avoir un très grand jour, Navarro propose-t-il de pratiquer des résections costales temporaires selon

la technique de Micheli et Siraud, technique que Mar-
wedel a bien précisée dans un travail paru en 1903.

Mais toutes ces recherches n'eurent pas comme but
spécial les résections du foie. Il n'en est pas de même
de la mobilisation de cet organe. Celle-ci fut mise en
pratique, pour la première fois, par Tricomi. Désirant,
chez un de ses opérés, faire sortir le lobe gauche, dans
sa totalité, hors de la cavité abdominale, il n'hésita
pas à sectionner les ligaments coronaire et triangulaire de ce côté. Il recommande dans l'incision du ligament coronaire de prendre garde de perforer le centre
aponévrotique du diaphragme.

Anschutz conseille en outre de couper le ligament
suspenseur. « La grande faux du péritoine étant exci-
sée, dit-il, on peut facilement s'attaquer au ligament
coronaire. Ceci fait, on obtient un abaissement du foie,
tel qu'on peut imprimer à cet organe de légers mouvements de rotation autour de son axe. On ne doit pas
redouter, après une telle section ligamenteuse, la production d'une hépatoptose ultérieure, s'il s'agit d'un
sujet ayant une bonne musculature pariétale.

Au reste, la veine cave constitue le seul véritable
moyen de fixité du foie. Peut-être même, ajoute-t-il, les
adhérences péritonéales consécutives peuvent-elles sup-
pléer à l'absence des ligaments. » A cette section, Anschutz combine la résection du bord costal, selon le procédé de Lannelongue, modifié par Monod et Vanverts.
Il obtient ainsi une aire opératoire très vaste dans
laquelle il peut commodément se livrer aux manœuvres
les plus complexes.

En France, on ne retrouve dans la littérature aucune observation où ces procédés aient été employés, pour faciliter une résection du foie. Cet élargissement considérable de la plaie a été, en effet, mis en œuvre par les auteurs étrangers pour pratiquer l'extirpation totale des kystes hydatiques du foie. Les chirurgiens français exécutent, soit la marsupialisation, soit la réduction de la poche kystique par la voie transpleurale d'Israël, qui reste, comme le dit Hartmann, une voie excellente convenant au plus grand nombre de cas.

CHAPITRE II

Indications opératoires.

Il n'est point dans notre intention de passer en revue chacune des variétés de tumeurs hépatiques, ni de discuter les résultats fournis par la résection dans leur traitement.

Ce que nous voulons montrer surtout, ce sont les difficultés rencontrées par le chirurgien pour poser un diagnostic opératoire certain au moment de tenter une intervention radicale.

On peut être amené à enlever un morceau de foie, dans deux sortes de circonstances :

Ou bien la résection n'est qu'une manœuvre complémentaire au cours d'une intervention gastrique ou biliaire ;

Ou bien elle constitue à elle seule la raison et la fin de l'acte opératoire.

Résection au cours d'une autre opération.

L'ablation d'une tranche de tissu hépatique peut être nécessitée, soit par la propagation à la glande d'un

néoplasme de voisinage, soit par l'adhérence inflamma-
toire de celle-ci à l'organe qu'on désire extirper.

L'infiltration néoplasique du foie se rencontre souvent au cours des interventions pour cancer du pylore.
En général, estomac, duodénum, face inférieure du foie,
voire même gros intestin, forment un bloc unique. La
séparation des organes est pénible et dangereuse.

De meilleurs résultats ont été obtenus par la résection simultanée de la fossette cystique et de la vésicule dans le cas de cancer de ce réservoir. Ce genre
d'opération a été très souvent pratiqué, et ne présente
aucun détail spécial digne d'être signalé. Avant de commencer la résection, il faut vérifier minutieusement
l'état du foie. Si l'on ne trouve qu'un petit noyau métastatique, il sera facile de l'enlever ; s'il y en a plusieurs,
on devra se borner à la laparotomie exploratrice.

Dans les vieilles cholécystites, il arrive que la vésicule adhère très fortement au foie. Au lieu de séparer
les deux organes, ce qui produit leur déchirure réci-
proque, mieux vaut faire d'emblée, la résection qui est
en général assez aisée. La gravité de l'opération tient à
la difficulté qu'on a de rompre les fortes adhérences
étendues du foie à l'intestin sous-jacent. Celui-ci risque
d'être dénudé ou déchiré, à tel point qu'on a dû, dans
certains cas, enlever un segment d'anse intestinale.
Quant à la résection en elle-même, elle est assez limi-
tée ; le thermo, le tamponnement, l'accolement des surfaces des sections suffisent pour tarir l'hémorragie.

Résection pour tumeur du foie.

Nous parlerons d'abord des néoformations kystiques. Dans les kystes hydatiques monoloculaires la résection doit être un procédé d'exception, un pis-aller
loin de constituer la règle opératoire. Tel est, du moins,
l'avis de la majorité des chirurgiens français. Il est cependant une distinction à établir : comme le fait remarquer Pantaloni, un certain nombre d'observations de
cure radicale de kystes hydatiques ne peuvent être con-
sidérées comme des cas de résection. Il s'agit de kystes
appendus à la glande par un mince pédicule. La poche
se laisse facilement enlever, sans aucun dommage pour
le foie.

Les kystes inclus dans le parenchyme sont seuls jus-
ticiables de la résection vraie. Elle a été mise, surtout,
en pratique en Amérique et en Allemagne. La manœuvre principale consiste à enlever, en un seul bloc, la
poche tout entière, y compris sa membrane fibro-con-
jonctive. Celle-ci est très adhérente au foie, et ne s'en
laisse séparer qu'avec beaucoup de difficultés. Le plus
souvent, il faut laisser des débris membraneux soudés
au parenchyme, ou exciser celui-ci d'un coup de ciseaux.
C'est pour mener à bien, cette longue et pénible intervention qu'on a proposé, en cas de kystes postéro-supé-
rieurs, la résection du rebord costal, la section du ligament triangulaire.

Le défaut capital de ce genre d'opération est de man-
quer aux règles fondamentales de toute bonne résec-

tion : section en tissu sain, taille cunéiforme du moignon, douceur des manœuvres d'ablation. Si l'on se reporte au compte rendu des observations publiées à ce sujet, on peut voir combien ardu y fut l'acte opératoire. Garré, voulant enlever un kyste du volume d'une tête d'adulte, doit renoncer à circonscrire au bistouri une pareille masse. Il est réduit à l'extirpation par lambeaux de la membrane fibreuse, et a grand'peine, en dépit de son habileté, à se rendre maître de l'hémorragie.

Anschutz, après avoir heureusement commencé l'extirpation d'un kyste, le voit se rompre à la suite des tractions exercées, risquant ainsi l'ensemencement du péritoine par le parasite.

Après avoir opéré avec succès, par ce procédé, un kyste du lobe gauche adhérent à la rate, Souligoux essaie de le répéter chez une autre malade. Cette tentative produisit dans le foie une cavité anfractueuse irrégulière, où la lumière des vaisseaux dilacérés se voyait mal. Il eut, de son propre avis, à lutter contre une hémorragie, beaucoup plus tenace que dans le cas de la grosse tumeur qu'il enleva par une section franche et nette dans le tissu sain.

L'accord fut unanime dans les débats de la Société de Chirurgie pour rejeter l'application de la résection aux kystes hydatiques. Cependant, cette règle souffre quelques exceptions. Il va de soi qu'en présence d'un kyste de moyen volume, tenant au foie par un mince pédicule, le chirurgien soit en droit de pratiquer une ablation totale facile et rapide.

Il est, en outre, une variété de tumeurs liquides qui

relève nettement de la cure radicale : ce sont les kystes multiloculaires. Ils apparaissent sous la forme de tumeurs de la grosseur d'une orange ; à l'ouverture on voit qu'ils sont constitués par une série de loges pleines d'une petite quantité de liquide. Quelle que soit leur nature, on ne peut les traiter par les méthodes ordinaires de réduction ou de marsupialisation. Aussi les enlève-t-on par une résection cunéiforme du foie, ce qui est d'ailleurs facile, leur volume n'étant jamais très considérable.

Enfin, on a décrit une dégénérescence kystique du foie. La surface de cet organe est parsemée de petites poches translucides de coloration bleuâtre. Ces formations sont souvent localisées en un point de la glande, lobe gauche, lobe carré, par exemple. L'ablation de toute la zone malade est la seule conduite à tenir si les lésions n'occupent pas une trop vaste étendue.

Les tumeurs solides du foie trouvent dans la résection leur seul traitement logique.

Nous passerons rapidement sur certains faits sans intérêt, tel que : excision d'un lambeau hépatique saillant au dehors, dans une hernie traumatique, ou contenu dans le sac d'une volumineuse amphalocèle congénitale. A titre de curiosité, nous signalerons la très belle observation de Chapost-Prévost, qui réséqua le pont de substance hépatique, reliant deux xiphopages. Il eut recours, pour assurer l'hémostase de la large plaie hépatique, à un procédé ingénieux de suture. Il transfixa le moignon hépatique par deux étages de fil double, qui ressortaient, de part et d'autre, sur chaque lèvre de l'incision abdominale. Il noua, de chaque côté, les doubles fils sur des bourdonnets, et coinça solidement la surface hépatique sectionnée dans l'incision pariétale.

Nous abordons maintenant la véritable indication de la résection du foie, c'est-à-dire la cure des tumeurs solides, infectieuses ou néoplasiques, bénignes ou malignes.

Le tableau clinique qu'on a voulu faire de ces formations pathologiques ne comporte pas un seul signe pathognomonique. Les signes physiques ne donnent que d'obscures renseignements, étant donné la difficulté qu'on a à palper un organe abrité derrière les fausses-côtes et souvent recouvert par une paroi abdominale adipeuse.

D'ordinaire, on s'en tient à un diagnostic de probabilité. Un gros foie, volumineux et lisse, avec voussure thoracique, augmentation de la matité, peut faire penser aussi bien à une cirrhose hypertrophique ou à un cancer massif qu'à un kyste hydatique.

Une tumeur, très mobile dans tous les sens, filant dans la profondeur, a plus de chance d'être prise pour un rein flottant que pour un néoplasme pédiculé ou un lobe flottant du foie.

Une tuméfaction arrondie ou piriforme, suivant les mouvements respiratoires, et dont la matité se continue avec celle de la glande, sera plutôt diagnostiquée cholécystite que néoformation hépatique vraie.

Donc nulle sécurité, nulle précision, dans l'examen clinique; aussi, étant donné la rareté relative des tumeurs du foie, il est bien rare, sauf peut-être en cas de kystes hydatiques, de voir le chirurgien commencer son inter-vention avec un diagnostic ferme. Le plus souvent, l'acte opératoire est commandé par la nécessité de pallier à des symptômes fonctionnels ou généraux alarmants. Malade, la glande hépatique réagit selon le complexus morbide qui lui est habituel.

La douleur siégeant dans l'hypocondre droit est sur-tout vive après le repas au moment de la congestion physiologique de l'organe. Elle irradie à l'épaule droite, est accrue par les mouvements respiratoires, la palpa-tion et la percussion. La fièvre est à grandes oscilla-tions, le plus souvent continue, parfois rémittente : c'est « la fièvre hépatique » de Chauffard. Enfin, le malade présente une anémie spéciale avec teinte jaunâtre des téguments, amaigrissement et faiblesse générale.

Tous ces symptômes traduisent la réaction du pa-renchyme hépatique à la veille d'entrer en insuffisance fonctionnelle, ce sont des signes d'alarme qui ne pré-jugent en rien de la nature de leur cause originelle ; on ne peut, ni ne doit, se baser sur eux pour affirmer l'existence d'un néoplasme malin en voie de générali-sation. Comme nous le verrons plus loin, le cancer du foie, en dehors de ses signes locaux, reste longtemps si-lencieux. En revanche, les fibromes, les tumeurs syphi-litiques ou tuberculeuses, voire même un simple lobe flottant (Lockwood), peuvent déterminer des phénomè-nes douloureux et fébriles très prononcés. Le malade de Souligoux avait un état général misérable, une tem-pérature à 38°5, ce qui ne l'empêcha pas de partir en

bon état quinze jours après son opération. En revanche
le malade de Guibé auquel on enleva facilement un
kyste hydatique pédiculé, fut emporté par un ictère grave,
résultant de cette cirrhose ecchinococcique décrite par
Cranwell. La conclusion pratique à tirer de ces faits
est la suivante : En présence d'un malade porteur d'une
tumeur de l'hypocondre droit que l'on soupçonne d'origine hépatique, il faut conseiller l'opération dans le
plus bref délai possible. A notre avis, dans tous les cas
douteux, la laparotomie exploratrice doit être tentée.
Elle seule fournit la clef du diagnostic étiologique, elle
seule fixe la conduite à tenir.

L'incision ainsi pratiquée permet de reconnaître le
siège du néoplasme, mais est-ce à dire qu'elle précise
sa nature ? C'est ce que nous allons maintenant envi-
sager.

L'abdomen ouvert, les conditions d'opérabilité pour
pratiquer une bonne résection sont les suivantes : la
tumeur à enlever doit être *unique, bien circonscrite,
d'abord accessible.* Ces trois conditions étant indispen-
sables ne se discutent même pas. Avant toute autre
manœuvre, il est facile de vérifier l'intégrité du reste de
la glande. En présence de nodosités multiples, la seule
conduite à tenir est la fermeture pure et simple de la
paroi. Si l'on se trouve dans les conditions requises, la
nature de la tumeur va-t-elle influencer la marche de
l'opération ?

A lire les auteurs classiques, il semble que les néoformations hépatiques se divisent en deux catégories
bien tranchées suivant qu'elles sont bénignes ou mali-

gnes. On serait tenté d'appliquer au traitement cette donnée anatomo-pathologique et de réserver la cure radicale aux productions bénignes en considérant le cancer comme au-dessus des ressources chirurgicales.

En réalité il n'en est rien. L'anatomie pathologique des tumeurs du foie, esquissée par Gibbert et Hanot, reste encore très confuse, sauf peut-être en ce qui concerne le cancer massif. Les autres néoplasmes ont été alternativement décrits comme bénins ou malins, par les différents auteurs. C'est ainsi qu'on voit Pantaloni classer une observation de Sklifassowski à la fois dans la statistique des fibromes et dans celle des sarcomes. Pour Schwartz, les adénomes sont des tumeurs bénignes susceptibles de dégénérer, tandis que d'autres auteurs les font entrer dans le groupe des cancers. Si le microscope reste ainsi hésitant, on conçoit que sur la table d'opération l'incertitude du chirurgien soit des plus justifiée. Il n'est aucun signe macroscopique qui puisse lui fournir des renseignements exacts sur la structure de la partie à réséquer. La nature même de la tumeur ne doit donc pas être prise en considération, si elle est bien isolée, au milieu d'un parenchyme sain il faut l'enlever, quitte à pratiquer plus tard l'examen histologique.

S'agit-il d'un fibrome ou d'un angiome, le seul danger pour le malade réside dans une faute de technique. Ce sont là d'ailleurs des faits très rares, et en 1904 c'est à peine si Tedenat pouvait joindre cinq autres faits à l'observation d'angiome du foie qu'il publiait.

Quant à la tuberculose hépatique, elle n'est chirurgicale, au véritable sens du mot, que quand elle prend

la forme de gros nodules fibreux et uniques. Les tuber-
culomes du foie ont été exceptionnellement observés,
nous n'en avons retrouvé que deux cas dans ces huit
dernières années. Le premier publié par Ransohoff, le
second par Banzl.

Les syphilomes du foie ont, par contre, fourni de
beaux succès opératoires. L'opportunité de leur résection a été très discutée ; admise par Kousnetzoff et
Pensky elle est nettement rejetée par Faure, dans son
récent article du *Traité de chirurgie*. Dans sa thèse parue
en 1901, Steiner, élève de Legueu, déclare que la plupart des tumeurs spécifiques ainsi traitées ont été enlevées grâce à une erreur de diagnostic. Tel est également l'opinion de Humbert, élève de Frœlich de Nancy.

Cet auteur fait pourtant remarquer que les tumeurs
syphilitiques du foie ne cèdent pas toutes à un traitement médical même énergiquement conduit. En outre, tous les malades ainsi atteints présentaient des phénomènes graves, douleur, fièvre, cachexie, tellement
intenses, dans le cas de Legueu qu'on avait cru à un cancer de l'estomac. On ne saurait donc nier que dans de
pareilles conditions, l'opération n'ait pas été des plus
légitimes. Elle devra, naturellement, être précédée toujours du traitement spécifique et ne sera pratiquée qu'à
la suite de l'échec absolu de ce dernier.

D'ailleurs, il ne faut pas oublier que des tumeurs de
nature différente peuvent se greffer sur un terrain syphilitique.

Là encore le microscope se montre souvent impuis-
sant à lever les doutes. La grosse tumeur opérée par

Souligoux fut soumise à l'examen de trois anatomo-
pathologistes éminents : l'un en fit de la syphilis, le
second de la tuberculose et le troisième du cancer. Le
fait était d'autant plus délicat, que le malade, spécifique
avéré, avait subi sans succès un traitement mercuriel
bien dirigé, et présentait, en outre, des signes indiscu-
tables de tuberculose pulmonaire au début.

Dans l'observation de Neuman publiée sous la rubri-
que « syphilome du foie », on peut lire : « J'avais pensé à
un sarcome, mais l'examen microscopique fut syphilis
probable, bien que le malade n'en accusât aucun anté-
cédent. » Nous conclurons donc, avec Schwartz, « qu'il
ne faut admettre l'ablation des syphilomes que s'ils
sont le point de départ de douleur, de phénomènes, de
compression, et s'ils ne cèdent pas à un traitement médical approprié.

De même, l'intensité des signes fonctionnels fera
préférer à l'hépatopexie partielle la résection d'un lobe
flottant. L'opération est en général facile, et les résultats excellents, comme on peut s'en rendre compte en
parcourant les observations de Lockwood et de Walther.

La résection paraît d'une utilité plus discutable si la
tumeur découverte est de nature cancéreuse. Dans cette
variété de néoplasme, les sarcomes du foie paraissent
devoir tenir une place à part. On n'est pas bien fixé au
juste sur leur structure véritable ni sur leur évolution.
On a décrit, sous le nom de sarcome, tantôt de grosses
masses télangiectasiques, tantôt des nodules fibreux à
leur périphérie, et kystiques à leur centre. Les résultats

opératoires ont été des plus discordants, allant de la guérison complète à la récidive en quelques mois. Faut-il croire, comme le prétend Steiner, que de nombreux cas, publiés sous le nom de sarcomes guéris, ne sont que des syphilomes méconnus? La résection fut toujours exécutée facilement, la plupart de ces néoplasmes étant pédiculés comme le fait remarquer Knott.

Les cancers épithéliaux ne relèevnt de la chirurgie que dans leur forme mononodulaire. Encore doit-on se demander, au moment de l'exérèse, si le néoplasme est primitif ou secondaire. De tous les organes, le foie est en effet le plus fréquemment frappé par les métastases, émises par les épithéliomes ou carcinomes siégeant en un point quelconque du corps. Souvent, le noyau primaire franchit très vite la barrière lymphatique, et atteint le foie, avant d'avoir révélé sa présence par aucun signe local. La malade de Mickulicz fut opérée pour un volumineux cancer du foie, que l'on croyait primitif et qui n'était qu'une métastase d'un petit épithélioma de l'ovaire gauche. L'autopsie seule révéla ce dernier détail.

Citons encore le fait décrit par Murrell (*Lancet*, 1903). Le malade présentait un gros foie avec ascite ; les diagnostics posés furent successivement : cancer primitif ou secondaire du foie, cirrhose hépatique, kyste hydatique, lithiase vésiculaire, maladie de Banti. L'examen le plus minutieux ne décela rien au poumon, à l'intestin, au rectum. La laparotomie exploratrice montra un gros cancer nodulaire inopérable. L'autopsie seule permit de découvrir un cancer latent, développé aux dépens de glandules thymiques, généralisé secondairement au foie.

Riche ne put faire l'examen nécropsique du malade auquel il enleva un néoplasme pédiculé. L'inspection minutieuse ne révéla la présence d'aucune tumeur au niveau des autres organes. Vu le peu d'amélioration apporté, par une opération heureusement exécutée, il eut l'impression qu'il s'était trouvé en présence d'un noyau secondaire. Comme dans beaucoup d'autres faits déjà signalés, l'examen histologique fut l'objet d'interprétations contradictoires. Le chirurgien se trouve très embarrassé. S'il ne voit, une fois la paroi ouverte, rien d'anormal à l'estomac, au duodénum, au côlon.

L'avis le plus généralement adopté est de faire bénéficier le malade du doute, en supprimant son néoplasme hépatique.

L'ignorance où l'on est de la nature exacte des cancers du foie peut seule expliquer la diversité des résultats obtenus. Ils sont nettement défavorables en France comme on peut en juger en parcourant les relations de Terrier, Auvray, Poirier, Michaux. La mort a souvent suivi l'opération et la récidive a toujours été rapide.

En Amérique, le cancer du foie est au contraire considéré comme très curable. Sur une statistique de dix cas, dont un personnel, publiée par Yeomans, on relève quatre guérisons et une survie de huit ans. L'observation rapportée par cet auteur a trait à une femme, opérée d'un gros cancer du foie, et qui, trois ans après, était encore bien portante.

En Italie Calirni enlève un néoplasme dégénéré qui se maintint sans récidive.

Il est certain que ce n'est ni le procédé employé, ni l'habileté manuelle de l'opérateur qui peut expliquer de pareilles guérisons. La question est plus haute, plus obscure aussi, et tient à la nature même et à l'évolution de ces tumeurs.

On voit signalée un peu partout la tendance qu'ont les néoplasmes hépatiques à présenter des phénomènes de nécrose résultant de troubles vasculaires. Souvent la tumeur est formée d'une coque remplie de tissu dégénéré, nageant dans un liquide sanglant. Ainsi s'expliquent les erreurs de diagnostic, qui ont été faites ; la fluctuation perçue à l'examen physique a fait croire à un kyste hydatique (Muller, Ricard), à un abcès suppuré (Quénu, Routier). Elle était si nette chez la malade de Calirni, que celui-ci, même après la laparotomie, crut avoir affaire à une vésicule distendue qu'il fixa à la paroi.

Yeomans insiste sur la fréquence des phénomènes vasculaires, siégeant au niveau des cancers du foie. Le principal est l'obstruction veineuse produite par la sclérose hépatique périphérique. Les parties centrales du néoplasme ne tarderaient pas à dégénérer et à se résoudre en un magma pultacé. La rupture des vaisseaux produirait des hémorragies à l'intérieur de la poche cancéreuse ainsi formée. La tension est quelquefois telle à l'intérieur de celle-ci qu'elle éclate à la suite d'un traumatisme insignifiant. C'est ce qui était arrivé chez le malade opéré avec succès par Depage.

Nous voyons donc que le cancer du foie primitif, bien isolé, n'a pas le pronostic sévère de beaucoup d'autres néoformations analogues.

Il est d'ailleurs toute une variété de ces tumeurs malignes qui, plus que toute autre, évoluent longtemps sous la forme de noyaux isolés et par cela même sont véritablement chirurgicales : c'est le groupe encore mal connu des adénomes. Ils ont été tour à tour considérés, comme malins ou bénins. Ils peuvent exister, soit seuls, soit en même temps que des lésions de cirrhose, et dans ce cas ont été appelés adéno-cancers avec cirrhose par Gilbert et Hanot, adénomes hépatiques par Sabourin, hépatomes par Rénon et Monnier-Vinard.

Leur allure est absolument distincte de celle des carcinomes vrais. Ce ne sont pas des cancers, car ils ne présentent ni invasion ganglionnaire, ni métastases éloignées ; ils envahissent les vaisseaux non en cellules mais en tissu. « Enfin, dit Rénon, formées aux dépens de l'élément cellulaire ces tumeurs ne se greffent jamais dans l'organisme, en dehors du foie l'hépatome meurt. »

En présence des résultats contradictoires fournis par l'anatomie pathologique, on peut se croire autorisé à avancer que ce sont peut-être ces tumeurs qui ont fourni les guérisons opératoires que nous avons signalées.

Quoi qu'il en soit, l'avenir viendra sans doute faire le partage entre les tumeurs opérables et celles auxquelles il ne faut pas toucher. Pour le moment, aucun symptôme, aucune séro-réaction ou analyse de sang ne vient tracer au chirurgien sa ligne de conduite. Dans l'état actuel des choses, tout néoplasme du foie isolé et circonscrit doit être réséqué, quelles que puissent être les suites de l'opération.

Observations de résection du foie traitée
par le pédicule externe ou la ligature élastique.

Observation I (*Résumée*). — CALIRNI. *Riforma medica*,
mars 1905. — Femme, 36 ans. Début de la maladie aussitôt
après son second accouchement, par une tumeur d'abord très
mobile, occupant l'hypocondre droit, et pouvant s'abaisser jusqu'à la fosse iliaque.

Depuis quinze jours la tumeur perd sa mobilité, augmente de
volume, devient douloureuse, dans le décubitus dorsal et latéral. La palpation est très difficilement supportée.

Pas de subictère ; pas de colique hépatique.

État actuel. — Femme vigoureuse assez grosse.

Teinte des téguments terreuse ; muqueuses pâlies.

L'aspect extérieur traduit de violentes souffrances.

Rien d'anormal au cœur et au poumon.

Léger œdème malléolaire.

Dans l'hypocondre droit, tumeur hémisphérique saillante
au-dessous de l'arc costal dont elle est séparée par un sillon.

Palpation : tumeur globuleuse du volume des deux poings,
très douloureuse à la pression, de consistance élastique. Elle
fait manifestement corps avec le foie et suit les mouvements
respiratoires.

Percussion : la matité de la tumeur se continue avec la matité hépatique sans interposition de zone sonore.

Limite supérieure de la matité hépatique normale.

Dans le décubitus latéral droit, ou gauche, mais surtout dans le gauche, on peut constater la présence d'un pédicule réunissant la masse au foie.

Très délicate en raison de la douleur, la palpation décèle une zone fluctuante au sommet de la tumeur.

La peau n'est ni œdématiée, ni infiltrée.

Pas d'ascite.

Rate normale.

Urines contenant du sucre et de l'albumine. Hautes en couleur.

D. 1019.

Réaction acide.

A l'arrivée de la malade : température rectale 39°.

Les jours suivants, 37°5, 38°4.

Étant donné le siège de la tumeur, sa configuration piriforme, ses rapports avec le foie, le caractère infectieux de la maladie ; on porte le diagnostic de cholécystite suppurée avec forte distension de la vésicule.

On décide l'ouverture en deux temps pour éviter l'invasion du péritoine.

Opération 20 juin. — Chloroforme.

Incision à droite sur le bord externe du droit.

La tumeur se présente d'elle-même au fond de la plaie ; elle est d'une coloration rouge vineux, lisse à sa surface, qui paraît fluctuante. On l'attire entre les lèvres de la plaie.

Pansement.

21-22 juin. — Accroissement de la douleur, vomissements chloroformiques.

Température 37°1, 37°9.

Pouls 105.

La malade est très agitée; piqûre de morphine, 23 juin.

Augmentation des phénomènes douloureux.

Pouls 110.

Température 37°2.

Anorexie absolue; prostration extrême.

On croit devoir ouvrir d'urgence la poche fluctuante.

Auparavant, on prépare tout pour une opération aseptique complète.

La plaie étant garnie à la gaze, on enfonce le bistouri au point le plus saillant de la tumeur.

Contre toute attente, il sort du sang et des débris sphacéliques.

L'incision élargie montre une masse solide constituée par du tissu nécrosé et friable dont on peut enlever les fragments.

Pas de traces de suppuration.

On pense alors à une tumeur maligne d'origine plutôt hépatique que vésiculaire.

Il y a deux conduites à tenir : ou bien abandonner la malade à son sort, et fermer la plaie, les phénomènes généraux contre-indiquant toute intervention plus longue.

Ou bien perdue pour perdue, tenter de sauver la malade en extirpant la tumeur que l'on savait par l'examen être pédiculée.

On s'arrête à ce dernier parti et l'on endort la malade.

Rapidement tout autour de la plaie on rompt les adhérences néoformées et l'on agrandit en bas autant qu'il faut l'incision abdominale.

La tumeur du volume d'une tête de fœtus apparaît fixée au lobe droit, par un large pédicule. A sa face interne était la vésicule d'apparence normale.

Résection. — Comme étant le procédé le plus pratique, on eut recours à la ligature élastique. Avec un tube de l'épaisseur du petit doigt, l'on entoure deux fois la base de la tumeur en serrant le plus fort possible.

Le tube est placé en plein tissu hépatique sain, tout près du hile du foie. Les deux chefs sont fixés par une pince.

Au bistouri on enlève la majeure partie de la tumeur en se tenant à 3 travers de doigts au-dessous de la ligature.

La section est exsangue.

Le moignon ainsi obtenu a la grosseur d'un bras d'homme. Il est réduit dans l'abdomen sans qu'on ait pu placer de sutures sur le péritoine ; tout ce qu'on peut faire c'est de tasser fortement de la gaze iodoformée entre le moignon et la paroi.

Toilette rapide du péritoine, fermeture de l'extrémité inférieure de la plaie.

Large pansement. Injection de sérum.

Phase post-opératoire :

Premiers jours, état très grave. Pouls 110-120. Pas de réaction péritonéale. Quelques vomissements chloroformiques dans les vingt-quatre premières heures.

Température à rémissions matinales. Le soir, 38°9 vaginale.

Médication tonique, injections sous-cutanées de sérum. La malade est agitée, a du subdélire ; mais ne se plaint plus de son côté droit.

Urines 600 à 700 grammes par vingt-quatre heures.

Albumine, sucre et phosphate, urée, 9, 21 °/₀₀.

Au niveau de la plaie, sécrétion abondante ayant l'odeur

caractéristique du sphacèle. Les premiers jours, le moignon conservait la coloration blanchâtre qu'il avait au moment de l'opération.

4 juillet. — Ablation de la gaze, le moignon est noirâtre et diminué de volume ; çà et là on voit les granulations de bonne nature.

Au fond de la plaie le tube élastique paraît se relâcher.

8 juillet. — Ablation du tube qui est tout à fait détendu. La surface de la plaie est couverte de granulations de belle apparence. Depuis deux ou trois jours, notable écoulement provenant d'une fistule biliaire.

L'œdème des jambes a disparu.

Pouls à 100. Température normale.

17 juillet. — Élimination en bloc des tissus nécrosés. La fistule biliaire persiste. Amélioration progressive de l'état général.

18-19 juillet. — Il ne reste plus qu'une surface granuleuse.

27 juillet. — Il ne reste que la fistule biliaire dont le trajet bourgeonne bien.

La malade ne se plaint plus de son côté, a de l'appétit et passe de bonnes nuits.

Urines 1.200 grammes, alcalines. Un peu d'albumine, plus de sucre, urée 12 gr. 6 par vingt-quatre heures.

1er août. — L'écoulement de bile oblige à changer le pansement. Matières normalement colorées.

Un peu d'œdème des jambes qui disparaît totalement par le repos.

12 août. — Bon état général. Au niveau de la plaie un petit trajet fistuleux donne issue à un peu de pus et de bile.

25 août. — Plaie totalement fermée, la palpation n'y réveille aucune douleur.

1er septembre. — La malade part en bonne santé.

Examen de la tumeur.

Volume : tête de fœtus.

Poids : 370 grammes.

A sa périphérie, elle est enveloppée d'une couche de tissu hépatique de 1 centimètre.

Cette capsule enveloppe la masse de la tumeur, nécrosée avec infiltrats hémorragiques au centre, présentant un aspect gélatineux à la périphérie.

Examen histologique. — En dehors de ses caractères nécrotiques, la tumeur présente les caractères d'un carcinome développé aux dépens d'un lobule aberrant les capsules surrénales : c'est un hypernéphrome malin.

Observation II. — ANSCHUTZ. — Femme, 27 ans, adénome du foie. Depuis trois mois, à la suite d'un accouchement normal, douleurs vives dans la région hépatique ; en même temps apparaît une petite tumeur ovoïde. Pas d'ictère. Pendant toute cette époque la malade souffrait de douleurs continues, à irradiations supérieures. La tumeur du côté s'est accrue lentement jusqu'à son volume actuel.

Perte de l'appétit, légère constipation, amaigrissement.

Au-dessous du rebord costal droit, tumeur arrondie s'étendant jusqu'à l'ombilic et presque jusqu'à la ligne médiane. Sa surface est lisse, sa consistance ferme. Elle est mobile avec les mouvements respiratoires, mobile à la palpation bimanuelle. Après l'insufflation, elle a tendance à s'élever.

Opération (ANSCHUTZ). — Petite incision exploratrice sur

la ligne médiane, puis incision oblique parallèle au rebord costal, tendant à la face inférieure du lobe droit abaissé une tumeur du volume du poing. Sa surface, grenue par endroits, présentait à d'autres des nodules jaunâtres et transparents.

Au côté gauche de la tumeur pendait une petite vésicule ; celle-ci fut vite enlevée, ainsi que quelques adhérences intestinales. La résection fut commencée au moyen de ligatures intra-hépatiques ; puis on plaça sur le pédicule de la tumeur un drain de caoutchouc. Le tube fut fixé au pédicule avec les pinces, pour l'empêcher de glisser. Le pédicule fut sectionné et chaque vaisseau visible fut rapidement lié. En dépit de toutes les prévisions, le tube sauta au loin ; le moignon fut comprimé avec les mains. Quelques pinces furent placées. Après cessation de la compression l'hémorragie fut insignifiante. La plupart des pinces furent enlevées après ligature, six restèrent à demeure sur le moignon.

Une hémorragie insignifiante du parenchyme fut tarie à l'aide de l'appareil à air chaud (tamponnement). La tumeur piriforme a 14 centimètres de long sur 11 de large et 7 d'épaisseur.

Les suites eurent lieu sans fièvre ; il y eut un léger suintement filiaire. La malade partit guérie.

Il s'agissait après examen microscopique d'un adénome typique. Ce diagnostic fut très aimablement contrôlé par Ponfick.

Observation III (*Résumée*). — BONFANTI. *Riforma medica*, 20 avril 1908. — Malade opéré par Calvini.

Tumeur prise pour kyste hydatique du foie. La masse hépatique est recouverte par l'épiploon adhérent très vascularisé.

A travers une brèche épiploïque, on met à nu la tumeur qui se montra lisse, de consistance fluctuante.

La ponction exploratrice donne quelques gouttes de sang.

La tumeur extériorisée est dure, bosselée, attachée à la face inférieure du foie par un pédicule gros comme l'avant-bras d'un adulte, sur lequel on jeta une ligature élastique.

Entre le pédicule et la plaie abdominale incomplètement fermée, on interposa un chiffonnet de gaze stérilisée.

Ablation trois jours après, au bistouri, à 3 travers de doigts au-dessous de la ligature.

Guérison par seconde intention.

Observations de résection du foie
traitée par la simple suture ou le tamponnement.

Observation IV. — GARRÉ. — Homme, 34 ans. Coliques hépatiques après une fièvre typhoïde.

Crises douloureuses fréquentes.

Vésicule épaissie, aussi dure qu'une pierre. Douloureuse à la pression.

Opération. — La vésicule, épaisse et enflammée, est pleine de calculs ; en plusieurs points elle est perforée, et les concrétions pénètrent dans l'épaisseur du foie.

Tout près de la vésicule est un petit kyste hydatique sans connexions avec elle.

Après énucléation du kyste et ablation de la vésicule, le foie présentait une surface cruentée, large de 3 travers de doigts, qui était le siège d'une abondante hémorragie.

On essaya en vain de placer des ligatures.

Aussi n'hésitai-je pas à pratiquer une résection cunéiforme du foie en quelques coups de ciseaux. Sans lier les vaisseaux, je réunis les lèvres par quelques points perforants ; l'hémorragie cessa aussitôt.

Je fis un tamponnement serré près du moignon du cystique ; cela me sembla d'autant plus indiqué que non loin de là était une suture du côlon qui avait été déchiré en séparant cet organe de la vésicule.

Fermeture de la paroi abdominale.

Guérison par première intention sans trouble d'aucune sorte.

Observation V. — Garré. — Femme, 36 ans, atteinte d'un kyste hydatique du foie du volume des deux poings d'un homme.

Le kyste descendait jusqu'au ligament de Poupart.

Après libération des adhérences à l'épiploon et à l'angle hépatique du côlon, on énuclée le kyste dont la base pénètre profondément dans le tissu hépatique.

On prend garde à ne point pénétrer trop profondément dans le parenchyme, quelques vaisseaux sont pincés et liés.

Au fur et à mesure qu'on s'avançait, on redoutait une hémorragie profuse, qu'on n'eût pu maîtriser par un tamponnement transitoire dans un champ opératoire aussi étroit.

La tumeur fut enlevée en abandonnant, tout au fond de la section du foie, quelques lambeaux de la membrane conjonctive du kyste, les débris du volume d'un demi-œuf d'oie furent grattés à la curette tranchante, puis ils furent enserrés dans un surjet de catgut selon un plan vertical par rapport aux bords de la plaie.

A droite et à gauche on voyait deux surfaces cruentées triangulaires. Elles furent affrontées par les points perforants placés le long de leurs bords.

On fit sur le péritoine le traditionnel surjet au catgut fin.

L'hémorragie fut complètement tarie, la guérison eut lieu sans trouble.

Observation VI (*Résumée*). — YEOMANS. — *Journal American, Medical Association*, 1909.

Un cas de cancer primitif du foie guéri, deux ans après l'opération.

Femme, 37 ans.

Début par vomissement, intolérance pour les matières grasses, distension intestinale gazeuse, et douleur dans l'hypocondre droit.

Pas de fièvre ni de jaunisse, mais affaiblissement progressif.

Aspect général misérable.

Conjonctives pâles et décolorées, langue sèche.

Urines : densité 1011. Réaction acide.

Inspection : Proéminence marquée de l'hypocondre droit.

Palpation : Tumeur·ferme, ovale, à une ou deux lignes au-dessus de l'ombilic, un peu en deçà de la ligne médiane.

Mobile à la respiration.

Percussion : Matité dans l'aire de la tumeur.

Tympanisme entre elle et l'arc costal.

Limite supérieure du foie normale.

Diagnostic de probabilité : tumeur du rein.

Opération, 17 septembre 1906.

Anesthésie : éther.

Incision verticale du rebord de la VIIIe côte à l'ombilic.

La tumeur est si volumineuse que, pour la libérer, on trace une incision tranversale jusqu'à mi-chemin de la ligne axillaire droite.

Le néoplasme est situé dans le côté droit. Sa surface est parcourue par un lacis de grosses veines ; tendue et congestionnée elle donne l'impression d'un kyste, ce qui a engagé à la ponctionner. Il sort un liquide sanguinolent.

Protection du péritoine par des compresses de gaze. Incision de la tumeur ; 12 onces environ de liquide sanguinolent et inodore s'échappent.

On rompt à la main le nombreux trabécule, et toute la portion nécrosée de la tumeur est enlevée à la curette jusqu'à ses parois. Drainage et tamponnement de la plaie. Fermeture de la plaie par un plan de sutures à la soie.

Durée de l'opération : quarante minutes.

Phase post-opératoire.

La malade fut très abattue le soir même, et les trois ou quatre jours suivants la situation fut grave.

La température s'éleva en vingt-deux heures à 104° F. pour osciller les jours suivants entre 102° et 104° pour redescendre graduellement à la normale.

Au niveau de la plaie, l'élimination était très abondante, formée de débris sphacéliques présentant l'odeur caractéristique du cancer.

Au bout de quinze jours l'évacuation diminua brusquement. La malade put sortir de sa chambre le dix-huitième jour.

Fermeture de la fistule quatre semaines plus tard.

Depuis l'opération, c'est-à-dire depuis deux ans, la malade a joui d'une excellente santé.

Avant l'opération son poids était de 110 à 120 livres. Dans les six mois suivants, il monta à 150 et depuis lors se maintient entre 140 et 150.

De temps à autre, quelques souffrances produites par les adhérences. Au niveau de la plaie, légère éventration admettant 3 doigts.

A ce niveau est une masse nodulaire mobile avec le foie.

elle a conservé le même volume depuis un an et résulte sans doute par la cicatrice hépatique.

Examen histologique. — 1º Par le Dr Jeffries. — Carcinome nécrosé en majeure partie et d'une malignité considérable.

2º Professeur James Irving. — La tumeur a les caractères histologiques d'un néoplasme malin du groupe général des carcinomes. Elle a quelques-uns des caractères de l'épithélioma ou de l'hypernéphrome, mais je suis incapable de préciser son origine ou sa nature exacte.

Observation VII (*Inédite*). — Due à l'obligeance de notre collègue Robinovitch.

Cancer primitif de la vésicule biliaire avec envahissement du foie.

Ablation de la vésicule. Résection du foie. Suture de la plaie hépatique à la soie nº 5. Drainage : un drain, trois mèches.

Paroi en un plan. Mort le neuvième jour de bronchopneumonie.

Observation VIII (*Résumée*). — TEDENAT. — *In Archives générales de médecine,* 1904. — Femme.

Début : Douleurs au rebord costal droit, avec crises nauséeuses, puis vomissements. Quelque temps après, apparition de la tumeur, du volume des deux poings, fluctuante, dont la matité se continue avec celle du foie.

Diagnostic porté : Kyste hydatique.

Urine : 1.300 grammes. Urée : 25 à 28 grammes.

Opération. — Incision verticale de 14 centimètres, adhérences, ablation de deux ganglions.

La tumeur se rompt, donnant issue à une bouillie blanchâtre.

La cavité a le volume d'un poing d'adulte.

De chaque côté de cette cavité, section au bistouri de la tranche hépatique, dans un tissu sclérosé qui saigne modérément.

La section fut rapide et l'hémorragie en nappe arrêtée facilement.

Suture : Deux points sur chaque lèvre, parallèles à la plaie.

Trois fils perpendiculaires à ces derniers et passés en dehors, deux dans la substance hépatique.

Pas de suintement sanguin, les lèvres de la plaie accolées sont encore réunies par cinq points superficiels.

Tamponnement à la gaze iodoformée sortant par l'angle supérieur de la plaie abdominale.

Suites opératoires normales.

Récidive deux mois, mort quatre mois après l'opération.

Observation IX (*Résumée*). — Picqué (*Bulletins et Mémoires de la Société de Chirurgie*, le 17 février 1908).

Malade ayant présenté à diverses reprises des phénomènes de lithiase biliaire.

Incision. Vésicule pleine de calculs durs et soudée au foie qui est très sclérosé.

Résection triangulaire du foie, après ablation de la vésicule.

La plaie hépatique a 5 à 6 centimètres de large sur 7 à 8 centimètres de long.

Hémorragie assez abondante.

Hémostase provisoire par le tamponnement. Pas de points en U, l'hémostase a lieu par simple rapprochement des parois.

Observation X (*Résumée*). — MICHAUX (*Bulletins et Mémoires de la Société de Chirurgie*, 27 novembre 1907).

Epithélioma primitif de la vésicule biliaire du volume d'une tête d'adulte, extirpée avec une résection partielle du foie.

Résection triangulaire du foie, de 7 à 8 centimètres de longueur et 5 à 6 de largeur.

Hémorragie peu considérable. Tamponnement.

Hémostase : Les deux bords de la section sont rapprochés par des points transversaux formés d'anses de catgut comprenant 1 centimètre et 1 cm. 1/2 de parenchyme.

Mèche à direction antéro-postérieure.

Guérison opératoire. Récidive au bout de six mois.

Observations de résections du foie par la méthode des ligatures préventives simplifiée.

Observation XI (*Résumée*). — Peugniez (*Bull. Soc. anat.*, 1902).

Début : Douleurs au creux épigastrique. Puis tumeur du volume d'un œuf de pigeon au-dessus et à droite de l'ombilic. Pas d'épistaxis, pas d'ictère, pas d'ascite ni de circulation collatérale.

Opération. — Incision verticale sur le bord externe du grand droit.

La tumeur est insérée au bord libre du foie par un pédicule de même largeur qu'elle.

Incision au thermo après avoir étranglé le pédicule dans une ligature en chaîne modérément serrée.

Trois artères donc ; on place sur elles les pinces à demeure.

Mèche. Suites simples.

Examen de la pièce. — Épithélioma cylindrique, variété dite en « amande », recouvert de tissu hépatique de tous côtés. On n'a pu affirmer s'il était primitif.

Récidive ultérieure.

Observation XI. — Mickulicz (Cité par Anschütz).

Il s'agissait, comme on le sut plus tard, d'un cancer du foie secondaire à un néoplasme de l'ovaire.

La tumeur s'était développée sur les parties antérieures
tant du lobe droit que du lobe gauche.

Au début énucléation facile de la tumeur hors du parenchyme. Puis forte hémorragie. On eut recours systématique-
ment aux ligatures intra-hépatiques.

Le néoplasme s'étend jusqu'au hile du foie. Après extirpation de la tumeur, on dut enlever la vésicule.

La tumeur pesait 900 grammes et avait 15 centimètres de
long.

Mort au bout de deux mois et demi.

Petite tumeur primitive de l'ovaire gauche.

Observation XIII (ANSCHUTZ). — Femme, cholélithiase,
cholécystite et péricholécystite.

Depuis six mois douleur et accès de fièvre, à deux reprises
vomissements. Au-dessous du rebord costal droit, tumeur du
volume d'une pomme, très douloureuse. Le lobe gauche du
foie hypertrophié est accessible à la palpation.

Opération (Professeur Kausch). — Incision du rebord costal à l'ombilic.

Le lobe droit est attiré en bas à la place de la vésicule,
tumeur presque aussi grosse que le poing, adhérant fortement
à l'estomac, au duodénum, au côlon transverse. On prend la
tumeur pour un carcinome. Rupture des adhérences. Résection de 10 centimètres de gros intestin (Entéro-anastomose,
fermeture des lèvres faite par le procédé de Doyen).

La tumeur adhérait fortement à l'intestin, sauf à la mu-
queuse.

Après rupture des adhérences au duodénum et de l'estomac
la tumeur avec un segment cunéiforme du foie adhérent fut

extirpée. Grâce aux ligatures intra-hépatiques sur le moignon du cystique un drain de la grosseur d'une cigarette fut placé.

Les préparations montrèrent des abcès et des calculs multi ples de la vésicule perforée et présentant de fortes indurations inflammatoires. Quelques abcès s'étaient également ouverts dans le parenchyme hépatique.

L'examen microscopique montra seulement des lésions inflammatoires.

Il y eut un suintement biliaire par la plaie. La malade partit bien portante.

Observation XIV (ANSCHUTZ). — Garçon, 9 ans. Kyste hydatique du foie.

Depuis quatre semaines, tumeur dans le côté, pas de symptômes douloureux. Dans l'épigastre, près de la ligne médiane, tuméfaction arrondie très mobile.

Opération (Anschütz). — Incision médiane. Dans le lobe gauche, kyste hydatique ovoïde de 12 centimètres environ de longueur. Sur la substance hépatique furent placées des ligatures intra-hépatiques puis elle fut sectionnée. L'ablation de la tumeur se fit sans hémorragie importante. La plaie du foie fut suturée. Dans la cavité abdominale on laissa une compresse de gaze iodoformée pour le drainage. Guérison.

Observation XV (*Résumée*). —ANSCHUTZ. — Femme, 51 ans . Cancer du pylore adhérent au foie.

Entrée le 20 novembre 1906, morte le 10 décembre.

Tumeur du volume du poing, accessible à la palpation dans la région épigastrique. Rétention modérée, pas d'acide chlorhydrique, présence d'acide lactique.

23 décembre. — *Opération* (Anschütz). — Gros cancer du pylore propagé au duodénum et au bord du lobe gauche du foie. Pas de ganglions envahis ni de noyaux métastatiques.

Sur le segment du foie envahi, on place avec beaucoup de soins à l'aide d'une aiguille de Deschamps les ligatures intra-hépatiques. On enlève un morceau de foie de 5 centimètres de long, 3 de large, 2 d'épaisseur. L'hémorragie est minime.

On doit réséquer ensuite un morceau de pancréas.

Résection par le Billroth deuxième manière.

Tamponnement iodoformé sur le pancréas.

Les suites furent d'abord satisfaisantes. Le 30 novembre, élévation de la température, et évacuation d'une grande quantité de pus épais sentant l'acide butyrique (fistule pancréatique).

3 décembre. — La suppuration et la fièvre continuent. Le pansement est imprégné de sang. A midi, vomissements sanglants. Trois selles sanglantes.

Mort. Autopsie interdite.

Réflexions. — C'était une résection très grave. La fermeture du duodénum avait tenu en dépit de la suppuration. L'origine de celle-ci paraît avoir eu lieu dans le pancréas. L'hémorragie secondaire provenait des sutures gastriques, puisque le sang s'évacua par l'estomac et l'intestin. On ne peut y voir aucune relation avec la résection du foie.

Observation XVI (Anschutz). — Homme, 29 ans, kyste hydatique du foie.

Il y a trois mois, chute au niveau de l'épigastre sur une pièce de bois; repos au lit de huit jours. Douleur au-dessous du rebord costal droit. A droite, tumeur du volume d'une pomme, mobile avec le foie, dure, irrégulière. Le lobe gauche est hypertrophié.

Opération (Anschütz). — Incision médiane. A la face inférieure du lobe gauche très hypertrophié, on trouve un kyste hydatique, qui faisait une saillie de 2 centimètres environ. Il est profondément enfoncé dans le parenchyme et a un diamètre de 15 centimètres. Après section du ligament triangulaire, de ce côté le lobe gauche est attiré, puis le rebord costal est fortement soulevé. Après la section du ligament, il est facile de développer le lobe gauche, et d'examiner sa face inférieure et sa face gauche ; la tumeur est librement exposée au jour.

Tamponnement minutieux tout autour. A 2 centimètres du bord de la tumeur, incision de la tranche hépatique résistante, qui la recouvre.

Hémorragie insignifiante. La tumeur se laisse énucléer de sa loge de tissu hépatique, mi-partie facilement, mi-partie avec peine.

Quelques gros vaisseaux qui donnent sont liés. Un peu avant la fin de l'énucléation le kyste plus gros qu'un poing d'homme se rompit. Ponction immédiate. La capsule fut extirpée avec un morceau de foie sectionné après suture intra-hépatique. Pose de tampons de gaze iodoformée dans le lit de la tumeur, suture du foie au-dessus du tampon.

Aussitôt après l'opération, deux légers vomissements sanglants. Le quatrième jour, température à 39°. Après ablation du tampon, écoulement purulent coloré par la bile. Puis la température tomba, il se produisit une fistule biliaire qui diminua bientôt. Le malade partit avec une petite fistule.

Observation XVII (*Résumée*). — TEDENAT (*Archives géné-rales de Médecine*, 1904). — Homme, 45 ans.

Crises dyspeptiques avec ictère.

Plus tard tumeur arrondie sous le rebord costal à droite de la ligne médiane.

La tumeur diminue, puis disparaît presque complètement.

Diagnostic : Collection liquide de la vésicule biliaire.

Opération. — Incision verticale sur le bord externe du muscle droit.

Ponction de la vésicule donne un demi-litre de liquide.

L'incision est agrandie en haut et en dedans.

On tombe sur une tumeur, du volume d'un gros œuf de poule, comprimant le canal cystique et le collet de la vésicule.

Son pédicule a 2 centimètres de long et 3 centimètres d'épaisseur, il est implanté sur l'éminence-porte antérieure. Ligature en deux moitiés par un gros catgut.

Section cunéiforme du pédicule.

Trois sutures au catgut réunissent l'angle dièdre de section.

Suture en trois plans, 1 mèche.

Guérison le dix-septième jour.

Examen de la tumeur. — Angiome caverneux et charpente fibreuse.

Observation XVIII (*Résumée*). — TUFFIER (*Bulletins et Mémoires de la Société de Chirurgie*, 22 juillet 1903).

Diagnostic porté : tumeur du rein. On tombe sur une tumeur pédiculée du foie.

Fils en U sur le pédicule, incision progressive à mesure qu'on serre les fils.

La surface de section est recouverte par un lambeau épiploïque.

Examen de la pièce : Adénome.

Observation XIX (*Résumée*). — WALTHER (*Bulletins et Mémoires de la Société de Chirurgie*, 1904).

Lobe flottant ayant déterminé des phénomènes douloureux.

Le lobe a 8 centimètres de largeur, 15 centimètres de longueur.

Son pédicule a 2 travers de doigts de largeur.

Les accidents douloureux étaient dus au redressement du lobe.

Résection directe du tiers antérieur du pédicule.

Sur les deux tiers postérieurs, on passe une ligature au catgut, les fils étant imbriqués les uns dans les autres.

Résection en coin, réunion des lèvres au catgut fin.

Drain. Guérison.

Observation XX (*Résumée*). — FAURE (*Bulletins et Mémoires de la Société de Chirurgie*, 15 janvier 1908).

Femme atteinte d'une tumeur mobile de l'hypocondre droit et présentant des phénomènes généraux inquiétants.

Opération. — Incision verticale de 15 centimètres environ.

On tombe sur une tumeur de la vésicule biliaire ayant envahi le foie ; le noyau hépatique a la grosseur d'une petite orange.

Pas de ganglions.

Résection. Anses préalables de soie placées de part et d'autre de la partie à réséquer, empiétant légèrement les unes sur

les autres. On a environ 5 ou 6 pédicules que l'on serre modérément.

Résection. La surface sectionnée a 12 centimètres de long
sur 3 à 5 d'épaisseur.

Quelques artérioles continuant à donner, on les saisit dans
des pinces à demeure.

Tamponnement. Guérison le vingt-huitième jour. Récidive
au bout d'un mois.

Observation XXI (*Résumée*). — RICHE (*Bulletins et Mémoires de la Société de Chirurgie*, 2 juin 1909). — Homme
présentant de la fièvre, de la courbature, des phénomènes gas-
tro-intestinaux.

Crises douloureuses dans l'abdomen.

On perçoit la présence d'une tumeur douloureuse à droite
des fausses côtes. Température 38°. Pouls 80.

Opération. — Incision verticale sur la tuméfaction perçue
en dedans du muscle droit.

Après l'ouverture de la paroi, on voit que la tumeur, du
volume d'une mandarine, siège en dedans de la face inférieure
du lobe carré.

Sa fluctuation fait croire à un kyste hydatique. La ponction
ne ramène pas de liquide.

On passe alors 3 fils : un en dehors, un autre en dedans, le
troisième en arrière de la tumeur.

On serre modérément puis on pratique la résection.

Deux points continuent à saigner : une artériole vésiculaire
et un vaisseau plus important.

On les prend dans un fil.

On laisse une compresse en contact avec la surface de section.

On ferme la paroi.

Suites opératoires : On enlève les compresses le quatrième jour. L'état général du malade ne s'améliore pas, il quitte l'hôpital sur sa demande

Examen histologique. — Résultats contradictoires: pour les uns, on a affaire à un cancer primitif; pour les autres, à un cancer secondaire.

Observations de résections du foie par la méthode des ligatures isolées des vaisseaux.

Observation XXII (Garré). — Femme de 52 ans. Fièvre typhoïde il y a dix-huit ans. Depuis plusieurs années coliques hépatiques, pas d'ictère.

Foie hypertrophié présentant une tuméfaction dans la région de la vésicule.

Opération. — Incision le long du bord externe du grand droit. La vésicule est dilatée et pleine de calculs. Elle est comprimée par une formation néoplasique près du cystique.

Le carcinome a envahi le foie sus-jacent.

On trouve à la face inférieure du foie un petit noyau métastatique, tout près de la ligne médiane.

Pas d'autres métastases. On décide d'enlever la vésicule avec le tissu hépatique sus-jacent.

Pour assurer l'hémostase préventive, on applique deux clamps dont les extrémités convergent au niveau du cystique.

Le conduit est sectionné entre deux pinces, puis la vésicule entière avec la masse hépatique sus-jacente est réséquée en quelques coups de ciseaux.

Après ligature de l'artère cystique, on ferme le moignon du

canal cystique, quelques veines sont liées dans l'angle d'incision du tissu hépatique.

Les deux surfaces cruentées du foie sont unies l'une à l'autre par quatre points perforants de gros catgut, l'hémorragie s'arrête.

Le nodule isolé, situé à la face inférieure du foie, est réséqué et son emplacement fermé au catgut fin.

On place un fort tamponnement à la gaze iodoformée, puis la face inférieure du foie est réduite au fond de la plaie abdominale.

Réunion par première intention. Ultérieurement, récidive.

Observation XXIII (Garré). — Femme, 31 ans. Crises douloureuses dans la région du foie depuis plusieurs mois.

Le foie hypertrophié présente, à 2 travers de doigts en deçà de la ligne médiane, une tumeur lisse du volume d'une pomme.

La vésicule n'est pas accessible à la palpation.

Opération. — La vésicule est adhérente, mais normale ; elle est vidée par la ponction.

A 4 centimètres du bord droit de la vésicule est une tumeur incluse dans le foie, et faisant saillie sur son bord.

Du volume d'une pomme, elle est résistante, lisse, plus ferme que le tissu hépatique. Sa coloration est blanchâtre par endroits.

Pensant à un sarcome primitif, nous l'enlevons en pratiquant une résection cunéiforme. Pour obtenir l'hémostase préventive, nous appliquons les clamps de Doyen.

Le foie est excisé à 1 ou 2 centimètres de la tumeur.

Une dizaine de vaisseaux furent pincés et liés à la soie fine.

Les deux surfaces cruentées, symétriques, furent affrontées par de fortes sutures de catgut.

Six furent placées sur la face supérieure, et cinq sur l'inférieure ; les points pénétrant dans le foie à quelque distance du rebord ressortaient au milieu de la surface de section. En raison de l'épaisseur du parenchyme, on ne pouvait songer à le traverser de part en part.

L'hémorragie cessa complètement. On fit un surjet péritonéal.

La convalescence fut troublée par une suppuration locale causée par l'élimination d'un catgut.

Examen histologique. — Sarcome fuso-cellulaire, avec processus nécrotique très étendu. Il est, à mon avis, impossible de le considérer comme une gomme, les autres observations produites comme sarcomes du foie étant pour nous des plus sujettes à caution.

Observation XXIV (GARRÉ). — Fille, 12 ans, vient le 12 février se faire traiter pour un kyste hydatique du foie.

Le lobe gauche présentait une hypertrophie nodulaire soulevant la paroi abdominale sur la ligne médiane.

Opération. — Incision médiane. Kyste hydatique du volume du poing. Deux tiers sont inclus dans le lobe gauche, l'autre tiers dans le lobe droit. La face supérieure est fortement bridée par le ligament suspenseur.

Le kyste est enveloppé de toutes parts de tissu hépatique, tant sur ses faces supérieures et inférieures qu'au niveau de son rebord qui fait saillie.

A travers une large incision, la germinative est énucléée en bloc. La capsule conjonctive est séparée du parenchyme, cette manœuvre fut combinée avec une résection cunéiforme.

Étant donné la vaste étendue du champ d'énucléation, l'hémorragie fut relativement insignifiante. Les vaisseaux furent pincés et liés.

Des deux surfaces cruentées, l'une occupe tout le lobe gauche, l'autre est à 1 pouce seulement de la vésicule. Elles sont si inégales et séparées par un si large intervalle, qu'il est impossible de les juxtaposer.

On enserra donc séparément leur tranche dans des ligatures de gros catgut, cinq pour la lèvre droite, quatre pour la gauche.

L'hémorragie se tarit complètement.

Fermeture complète de la paroi.

Réunion par première intention.

Observation XXV (Garré). — Homme de 40 ans, porteur d'un énorme kyste adhérant au foie par une large base.

Le kyste plus gros qu'une tête d'homme fut ponctionné. Le ligament suspenseur parcourant obliquement la tumeur est sectionné. Les organes adhérents, à droite la vésicule, à gauche le pylore et le duodénum sont séparés avec quelque difficulté. L'énucléation s'accompagna d'un écoulement sanguin analogue à celui de l'énucléation des goitres.

L'hémostase fut très difficile. Le lobe gauche était rétracté sous la coupole du diaphragme ; la compression et le tamponnement étaient impossibles.

J'appliquai donc les ligatures le plus rapidement possible. Puis dans le plan sagittal je passai deux gros catguts du bord antérieur au bord postérieur de la plaie.

A droite les difficultés étaient encore plus grandes. A ce

niveau une longue arête formant le rebord postérieur de la plaie ne pouvait être attirée au dehors. Les tractus fibreux, épais et saignants, sont enserrés en même temps que le parenchyme dans 6 sutures au catgut.

A la suite de cette manœuvre, l'hémorragie s'arrêta.

La guérison eut lieu sans incident.

Observation XXVI (*Résumée*). — DEPAGE (*Société des Sciences médicales et mutuelles de Bruxelles*, 8 janvier 1909).

Éclatement spontané du foie. Résection du lobe gauche. Guérison.

Le malade est porteur d'une tumeur survenue deux jours auparavant.

Le début fut brusque, douloureux. La tumeur est fluctuante sans être pulsatile, de la grosseur du poing et s'étend en profondeur.

A la percussion, elle fait corps avec le foie.

La ponction donne issue à du sang.

L'examen du sang décèle de la polynucléose sans éosinophilie.

On porte le diagnostic d'hématome sous-péritonéal.

Opération. — Le lobe gauche est rempli d'une masse de la grosseur du poing contenant un magma verdâtre ressemblant à du tissu hépatique, mélangé à des caillots sanguins. Résection en tissu sain, sauf à la partie postérieure.

Hémostase facile, pincement des gros vaisseaux et suture de la tranche hépatique.

Le foie dans son ensemble est normal.

La pièce est formée par une coque de tissu fibreux de 2 à 4 millimètres d'épaisseur.

Guérison.

Diagnostic post-opératoire, éclatement du foie au niveau d'une tumeur maligne.

Observation XXVII (*Résumée*). — Lockwood (*Lancet*, juillet 1903).

Hépatectomie pour ablation d'un lobe de Riedel.

Jeune femme se plaignant de douleurs abdominales.

La douleur est continue, siégeant à droite au point de Mac Burney.

Un peu au delà du deuxième tiers de la ligne médiane est une tumeur, mobile avec la respiration. Lisse et régulière, elle file vers la région lombaire comme un rein mobile en ectopie.

On s'arrête à ce diagnostic. On fait porter une ceinture dont le port n'amène aucune rémission.

Devant la persistance de la douleur, au point de Mac Burney, on pense à une appendicite avec rein mobile.

En juillet 1902, après quelques jours d'observation, on enlève l'appendice, macroscopiquement et microscopiquement il était normal.

L'examen pratiqué au cours de l'opération par l'incision permit de constater que la tumeur est appendue au côté droit du foie par un épais pédicule.

Malgré l'opération, la malade continue à souffrir du côté droit.

Après une vaine tentative de repos au lit, on se décide à l'ablation.

Le 28 février 1903. — Incision abdominale de 15 centimètres en dehors du milieu de la ligne semi-lunaire. La tumeur est facilement attirée jusqu'à sa jonction avec le lobe droit du foie.

Au point de jonction est un fort épaississement.

Incision antérieure et postérieure dans la base de la tumeur de façon à l'enlever en conservant deux lèvres de substance hépatique.

Les quelques vaisseaux qui saignent sont enserrés dans une ligature à la soie 00 passée dans le parenchyme grâce à une aiguille de Hagedorn.

L'hémostase ainsi assurée on réunit les lèvres de la plaie hépatique par 8 ou 10 points à la soie n° 3. Manœuvre destinée à prévenir les effets de la section du foie par les premières sutures.

Le foie était d'une consistance beaucoup plus ferme que lors de précédentes opérations pour les kystes hydatiques.

Convalescence rapide et sans incident. Quatre mois après l'opération, la malade n'accuse plus aucune espèce de souffrance.

Examinée avec soin, la vésicule était saine en tout point, fait contraire à l'opinion de Riedel qui veut que la formation du lobe supplémentaire soit en rapport avec l'accroissement de ce réservoir.

Observation XXVIII (*Résumée*). — Guibé, Herrenschmidt (*Bull. Soc. Anat.*, 1907).

Début : Phénomènes gastriques et intestinaux. Urticaire.

Tumeur ovoïde arrondie, mobile.

Opération. — Laparotomie médiane.

Kyste hydatique donnant une ponction nulle.

Le kyste adhérait à l'estomac. Durant la libération, on dut lier la branche gauche de la veine porte.

Le pédicule du kyste est fixé au lobe carré.

On l'enlève après l'avoir saisi entre les pinces de Kocher, puis on en pratique la ligature au fil de lin.

Péritonisation au catgut.

Le moignon du pédicule est appliqué contre la paroi.

Mort trois jours après d'ictère grave.

Pièce : kyste hydatique.

Le foie dégénéré présentait à droite dans sa convexité un autre kyste. La mort était expliquée par la dégénérescence du lobe gauche.

Observation XXIX (*Inédite*). — Due à l'obligeance de notre collègue JACOULET. — Femme, 32 ans, entrée dans le service de M. le D\u2009Guinard.

Depuis huit ans, elle se plaint de phénomènes abdominaux, et depuis trois ans est soignée pour un rein flottant. Elle se présente avec une tumeur située dans la région vésiculaire, tumeur lisse, dure et d'une mobilité extraordinaire même dans le sens transversal. Son volume est celui d'un gros rein filant à la moindre pression. Elle disparaît complètement dans la loge rénale où la main peut la sentir. Comme elle peut être mobilisée à gauche de la ligne médiane, on pense qu'il s'agit plutôt d'une vésicule biliaire ou d'une tuberculose de l'angle hépatique du côlon.

Opération. — Incision en S sur le rebord des fausses côtes droites et descendant le long du bord externe du muscle droit.

On tombe sur une tumeur du volume du poing occupant

le bord antérieur du lobe droit du foie. Sa coloration grisâtre tranche avec celle du tissu hépatique.

Au-dessous du néoplasme et à sa gauche, apparaît la vésicule biliaire du volume du pouce.

Elle est bourrée de calculs sur lesquels elle se moule. Au milieu d'une bile épaisse et boueuse il y a cinq calculs, à facettes, gros comme des noisettes.

On enlève la vésicule ; après l'avoir décollée de la face inférieure du foie, on la résèque au niveau du canal cystique.

On s'attaque ensuite à la tumeur hépatique ; le reste du foie paraît tellement sain qu'on se décide à en pratiquer la résection. L'incision porte en plein parenchyme ; elle a une longueur de 11 centimètres sur 3 de hauteur. Pratiquée sans hémostase préventive au début, elle s'accompagne d'une violente hémorragie qui nécessite l'application de deux clamps coudés sur chaque lèvre.

La résection achevée, on enlève les clamps. Trois gros vaisseaux qui donnent sont liés séparément au catgut. On rapproche les lèvres du parenchyme par un surjet de catgut à points passés bien serré. L'hémostase est assurée d'une façon parfaite. On fixe l'épiploon sur la ligne de suture.

Pas de tamponnement. On referme la paroi en laissant un petit drain au niveau du moignon du cystique.

La malade fut ramenée dans son lit en bon état. Dans la nuit qui suivit, elle présenta des phénomènes d'hémorragie secondaire et succomba seize heures environ après l'intervention.

Autopsie. — On trouva la cavité abdominale pleine de sang.

Après ablation de la pièce, l'examen de la ligne de suture montra qu'un des points de catgut avait sectionné le parenchyme hépatique et déterminé une désunion partielle, siège de l'hémorragie.

Examen anatomo-pathologique. — Macroscopiquement la pièce offrait l'aspect d'un sarcome.

Blanchâtre, elle se distinguait facilement du tissu hépatique, dont elle était séparée par une ligne de démarcation très nette.

La surface était lisse, sa consistance ferme ; à sa périphérie courait un lacis de grosses veines bleuâtres et distendues.

A la coupe la surface de section était grisâtre, ne présentant aucun phénomène de dégénérescence kystique.

Histologiquement. — Malgré plusieurs examens répétés, on ne put être fixé sur la nature exacte de la tumeur ; c'est à peine si quelques-uns de ses caractères microscopiques pouvaient faire penser à un adénome.

Observation XXX (*Inédite*). — Jeune homme de 24 ans, syphilitique, et présentant des lésions tuberculeuses au premier degré au poumoin droit.

Depuis quelques mois douleurs dans l'hypocondre droit avec irradiations scapulaires ; puis apparition d'une tumeur, celle-ci soulève la paroi abdominale au-dessous de l'arc costal. Elle est unie, mate à la percussion, de consistance ferme ; elle suit les mouvements respiratoires.

Les crises douloureuses deviennent plus fréquentes : la fièvre oscille de 38°5 à 39° avec rémissions matinales.

Opération, 12 octobre 1908, exécutée par M. Souligoux.

Incision verticale sur la tumeur, que l'on prolonge un peu en haut et en dedans par la suite.

La paroi ouverte, on tombe sur un gros néoplasme hépatique du volume d'un gros poing. Il siège directement au-dessus et un peu en dedans de la vésicule biliaire qui est accolée à sa face inférieure. Le néoplasme fait saillie sur le foie mais n'est point pédiculé.

Dans un premier temps on enlève facilement la vésicule biliaire.

On s'attaque ensuite à la tumeur. Celle-ci est circonscrite par 2 incisions convergeant en dedans et s'unissant à leur sommet.

Au fur et à mesure qu'on taille les lèvres de chaque plaie, les vaisseaux qui saignent sont pincés. Le bloc néoplasique enlevé, on voit une coupe triangulaire du foie dont tous les vaisseaux sont repérés par des pinces. Avec de la soie fine on pratique des ligatures que l'on passe à travers le parenchyme avec la petite aiguille de Reverdin.

L'hémorragie est complètement arrêtée.

Sur la tranche de section on passe à l'aide de la grosse aiguille de Reverdin un surjet à points passés de gros catgut.

On serre modérément. Cette manœuvre terminée, la surface de section du parenchyme, très réduite de volume, est absolument masquée par les points de catgut. On tamponne légèrement.

On place une mèche de gaze près du moignon du cystique une autre au niveau de la ligne de sutures hépatique. On laisse en outre un petit drain. Fermeture en 3 plans.

Suites opératoires : Le premier jour, légère agitation, quelques vomissements bilieux. Température à 38°, pouls 110.

Les jours suivants, amélioration de l'état général, chute de la température.

Le quatrième jour on enlève les mèches et on laisse le drain en place. Celui-ci est enlevé deux jours après.

Au huitième jour, le malade peut être considéré comme guéri.

On enlève les crins.

Le quinzième jour le malade peut partir en bon état.

Depuis, la santé s'est maintenue bonne.

La fièvre et les crises douloureuses ont complètement disparu.

Examen de la pièce. — Le néoplasme enlevé, très volumineux, était de consistance dure.

La coupe montre un tissu grisâtre, ne présentant ni lacune, ni cavité kystique.

L'examen histologique donna lieu à des résultats contradictoires ; la tumeur ne présentant aucun caractère microscopique qui pût la faire ranger avec certitude parmi un groupe de néoplasmes bien déterminé.

Le premier examen fut favorable à la tuberculose ; un deuxième, exécuté par un auteur différent, fit pencher pour la syphilis.

Le troisième concluait dans le sens de tumeur maligne probable.

Observation XXXI (*Inédite*). — Femme présentant une tumeur mate, indolore, siégeant dans l'hypocondre droit.

Diagnostic porté : kyste hydatique.

Opération (M. Souligoux), 6 juillet 1909. — Incision latérale curviligne. Le kyste du volume d'une tête de fœtus fait saillie. Ponction donnant issue à un liquide absolument clair, contenant quelques hydatides.

Ablation de la membrane germinative et de la paroi externe du kyste. Le parenchyme saigne beaucoup et l'on a de la peine à placer les pinces et les ligatures sur la surface anfractueuse de la plaie hépatique.

A la fin on se rend maître de l'hémorragie. On complète l'hémostase en enserrant la tranche hépatique dans quelques points de catgut.

Drain, deux mèches.

7 juillet. — Le lendemain matin, température à 40°. Pouls à 120. État grave. On défait le pansement, l'aspiration ramène une petite quantité de sang. On retire une mèche.

200 grammes de sérum et d'huile camphrée.

8 juillet. — L'état reste grave. On enlève la deuxième mèche, pas de sérosité.

9 juillet. — Amélioration considérable, le pouls et la température sont revenus à la normale.

Il n'a presque rien coulé par le drain. Guérison.

Observation XXXII (*Inédite*). — Femme, 21 ans, présentant une tuméfaction étendue du rebord costal à la région épigastrique, mate à la percussion, peu mobile, suivant les mouvements respiratoires.

Pas de crises douloureuses.

Pas de petits signes d'ecchinococcose. Diagnostic porté : kyste hydatique du lobe gauche.

Opération, 29 mai 1908 (M. Souligoux).

Incision médiane sus-ombilicale. On tombe sur un volumineux kyste hydatique du lobe gauche, ce dernier est réduit à une mince languette péri-kystique.

Le kyste s'étend jusqu'à l'hypocondre gauche et adhère fortement à la rate.

Injection de formol au 1/1000. Ponction donnant issue à 3 litres de liquide eau de roche.

La poche vidée, il est impossible de la dissocier du lobe gauche.

On incise directement celui-ci sur une longueur de 7 à 8 centimètres.

Les vaisseaux sont pincés puis liés à la soie, au fur et à mesure de la résection.

Seule une grosse veine qui donne abondamment à la partie postérieure de la surface réséquée est de ligature difficile.

La rupture des adhérences à la rate est très pénible. Le parenchyme se déchire et saigne abondamment.

On suture la rate par cinq étages de fils modérément serrés.

On place ensuite un surjet sur la tranche de section du lobe gauche, l'hémostase tant au foie qu'à la rate est parfaite.

Un gros drain et une mèche sont placés à la région épigastrique, et un petit drain dans un diverticule reliquat de la partie postérieure du kyste.

Suture en trois plans.

Suites normales, léger suintement par le petit drain. Au quatrième jour, ablation du gros drain et des mèches, le sixième ablation du petit drain.

Guérison.

Observations expérimentales.

(*Personnelles.*)

Observation I. — Chien, 12 kilogrammes.

Anesthésie : solution de chloral-morphine intra-péritonéale.

Incision latérale le long du bord externe du muscle droit.

On découvre facilement un des lobes du foie. Sans le tirer on sectionne un fragment de lobe de 5 centimètres de long, 4 de large, 2 d'épaisseur.

Au fur et à mesure de la section, les pinces sont placées sur les vaisseaux qui saignent. L'hémorragie est peu considérable...

Ligature des vaisseaux pincés à la soie 000. Elle s'exécute facilement.

On étreint la tranche dans un surjet de gros catgut à points passés peu serrés. L'hémostase est parfaite.

Suites: Un peu abattu le premier jour, le chien guérit, sans présenter aucun phénomène hémorragique.

Observation II. — Chien, 10 kilogrammes. Poil ras.

Anesthésie: morphine-aconitine intra-péritonéale.

Incision en baïonnette partant du bord droit de l'appendice xyphoïde pour longer le rebord des fausses côtes puis redescendre obliquement le long du muscle droit.

Un lobe entier du foie apparaît dans la plaie, on le soulève légèrement et on le fixe hors de la plaie par les compresses serrées tout autour.

On résèque la moitié du lobe, soit un segment de 7 centimètres de long, 5 de large, 3 d'épaisseur.

Au fur et à mesure de la section on pince les vaisseaux qui donnent.

La résection terminée, ligature des vaisseaux à la soie 000.

Puis surjet au gros catgut en ayant soin de passer chaque point à 2 centimètres au moins de la tranche hépatique. On serre lentement et modérément.

L'hémostase est parfaite, fermeture sous tamponnement.

Suites normales, pas d'hémorragie secondaire.

CONCLUSIONS

I. — Les résections du foie, à l'heure actuelle, doivent toutes être intra-péritonéales.

II. — Les hémorragies primitives ou secondaires sont moins dangereuses qu'on ne l'avait cru. Elles constituent un accident dont on peut toujours se rendre maître par une bonne hémostase.

III. — Les procédés de ligatures préventives de Kousnetzoff et Pensky, Terrier et Auvray, excellents dans leur principe, ont été trop compliqués par les auteurs qui ont voulu y apporter des modifications. On ne peut appliquer exactement à l'homme les données de l'expérimentation.

La portion malade réséquée, présentant à sa périphérie des phénomènes de sclérose et d'obstruction vasculaire, saigne moins que le foie incisé des animaux sains utilisés pour les expériences.

IV. — En pratique deux procédés d'hémostase sont d'une application facile et rapide :

1° L'hémostase préventive simplifiée, consistant dans le passage d'anses de fils, nouées autour de la tumeur avant son ablation ;

2° L'hémostase par pincement, puis ligature isolée des vaisseaux au fur et à mesure de la section. Ce procédé s'exécute vite et donne toute sécurité tant au point de vue pratique qu'expérimental.

V. — Pour pratiquer une bonne résection, il faut :

Inciser en tissu sain autour de la tumeur, tailler autant que possible un lambeau hépatique cunéiforme ;

Éviter toute traction violente sur le foie.

VI. — La ligature préventive simplifiée ou la ligature isolée des vaisseaux conviennent aux grosses résections.

Celles de moindre importance peuvent être traitées par la chaleur, le tamponnement ou l'affrontement des lèvres de la plaie par des points de suture.

VII. — La voie d'abord antérieure est presque exclusivement employée. Cependant, en cas de tumeur de la face postéro-supérieure, on pourra utiliser avec avantage la résection du rebord costal seule ou combinée à la section des ligaments du foie.

VIII. — La résection du foie trouve des indications fréquentes au cours des néoplasmes gastriques et vésiculaires, propagés à cet organe, ou des vieilles cholécystites, avec adhérence intime de la glande à la vésicule.

IX. — De l'avis des chirurgiens français, la résection est à rejeter dans le traitement des kystes hydatiques, où elle constitue une opération atypique et mal réglée.

Seuls font exception à cette règle les kystes pédiculés et multiloculaires, de petit volume et certains kystes non parasitaires.

X. — Il n'y a pas de signe clinique pathognomonique des tumeurs du foie, et encore moins de symptômes permettant d'en affirmer la bénignité. Les phénomènes généraux, qui s'observent quelquefois relèvent de l'insuffisance hépatique, et ne donnent aucun renseignement étiologique spécial.

XI. — L'ignorance où l'on se trouve de l'anatomie pathologique des tumeurs du foie ne permet pas de fixer des indications ni des contre-indications précises, pour chaque variété de néoplasme. Les résultats obtenus ont été excellents, pour les tumeurs bénignes et inflammatoires au premier rang desquelles les syphilomes. Dans ce cas, l'opération ne doit être pratiquée qu'après échec certain du traitement spécifique.

Pour les tumeurs malignes, le pronostic de l'intervention est plus sombre, bien que quelques faits de longue survie aient été observés.

XII. — Devant l'insuffisance des renseignements fournis par la clinique et le laboratoire, les seules indications opératoires précises sont : l'unicité et la délimitation nette de la tumeur.

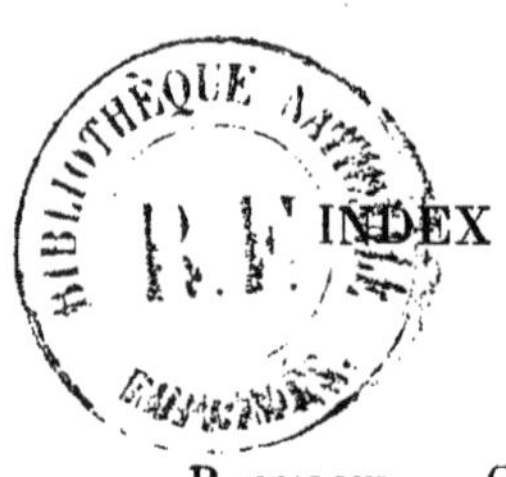

INDEX BIBLIOGRAPHIQUE (1901-1910).

Pantaloni. — Chirurgie du foie et des voies biliaires, 1899.

1901

Terrier et Auvray. — Chirurgie du foie et des voies biliaires.

Siraud. — Bulletin de la Société de Chirurgie de Lyon.

Delbet. — Bulletins et Mémoires de la Société de Chirurgie de Paris.

Chapost-Prevost. — Bulletins et Mémoires de la Société de Chirurgie et Archives provinciales de Chirurgie.

Schwartz. — Chirurgie du foie.

Fabrici. — (Gior. de r. Acad di med. di Torino). Adenoma hepatico et par.-epatico con cirrosi.

Segale. — (XIIIᵉ Congrès international de Médecine, Paris, 3 août 1900). Nouveau procédé d'hémostase dans les résections du foie à toute épaisseur.

Jona. — (Gaz. de. osp. Milano). Adenoma solitario in fegato cirrotico.

Vecchi et Guérini. — (Riforma medica, Roma, t. I). Due casi di sarcoma primitivo del feguto.

Tricomi. — Epatectomia parziale per sifiloma (Riforma med.).

Baldassari. — Esperimenti sull' emostasi. Epatica nota preventiva. (Riforma medica).

— Esperimenti. Sull Emastasi Epatica (Atti d. Accad. d. Sc. med. e nat Ferrara).

Filippini. — (Policlinico). Sopra due resezioni di tutto il lobo sinistro del fegato per neoplasmi.

Fabrini. — La legatura intra-epatica ed principali methodi emastasi nelle ferite nelle Resezione del fegato (Clinic. med. Pisa, 1901).

Giordano. — Ricerche sperimentali al valore della gelatina eome emastatico nelle ferite et resezioni del fegato (Atti med. Napoli).

Keen-William. — Report of a case of resection of the liver for the removal of a neoplasm (Phila. univ. Pensylvania Dreso).

Alquier et Lefas. — Maladies du foie, tumeurs, kyste, abcès (Arch. gén. de méd., p. 211-259).

1902

Steiner. — Thèse de Paris.

Humbert. — Intervention chirurgicale dans les tumeurs syphilitiques du foie. Thèse Nancy.

Rispal — Cancer primitif du foie avec cirrhose (Écho médical de Toulouse).

Peugniez. — Hépatectomie. Guérison opératoire (Bulletins et Mémoires de la Société anatomique).

Kolensko. — Zur Frage von der resektion der Leber meittel lines neuen blastillendœn resercirenden instruments (Centralblatt fur chirurgie). Leipzig.

Jonnesco. — Résection partielle du foie pour tumeur circonscrite (Bull. et Mém. Soc. ch. Bucarest).

Baldassari. — Esperimenti sull Emastasi Epatica (Clin. chir. Milano).

Taddei. — Ricerche sperimentali sopra uno processo di Emastasia per resezione del fegato(Att. d'Acad. di Sc. med. et nat. Ferrara).

— Sulla emastasia nelle resezioni del fegato. Ricerche sperimentali sul processo del Burci.

1903

Tuffier. — Bulletins et Mém. Soc. Chir. Paris.

Ullmann. — Lebersektion (Wien. med. Wchnschr., 271-272).

Anschutz. — Ueber die resektion der Leber(Arch. für clin. chir. 451-455).

Lockwood. — Hepatectomy for the removal of Riedels lobe (Lancet, London).

Baldassari. — Esperimenti sull Emastasi nelle resezioni epratiche (Policlinico, Roma).

Masnata. — Emastasi resezioni e suture del fegato (Policlinico, Roma).

1904

Humbold. — Operative removal operations of a tumor of the liver. Report of a case of resection of liver for gumma cholecystectomia (Ann. Surg. Pheladelphia).

Ransohoff. — Hepatectomic for tuberculoma of the Liver (Med. News. N. Y.).

Koropowski. — Excision partielle du foie par la méthode de Kousnetzoff et Pensky (Russk Wratch St.-Petersb.).

Gualdrini. — Dell Emastasi chirurgica epatica e nuovo contributo con cloruro del Adrenalina (Gaz. de Osp. Milano).

Mazzoni. — Amputationi del lobo sinistro del fegato per tumor (Bull. de r. Acad. med. di Roma).

Tedenat. — Excision du foie (Arch. gén. méd., Paris).

Walther. — Bull. et Mém. Soc. Chirur.

1905

Freeman. — Operations for primary carcinoma of the liver. Report of a case with freedom of recurrence al end of sixteen mouth. (Tr. Ann. Surg. ass. Phila.).

Frank. — Excisions of the liver tissue (Ann. Surg. Philad.).

Mac-Laren. — Syphilis of the liver and its operative treatment with a report of tree cases (St.-Paul med Journ. Minn.).

Puyr et Martina. — Experimentelle und Klinische Beitræge zur lebernaht und Lebersekction-magnesium Plattennaht (Arch. fur Klin., Berlin).

Rossi. — Resezione del fegato per ecchinococco policitico infiltrato (N. Raccogletore med. Imolo).

Calirni. — Sopra un cas di Resezione del fegato per neoplasma (Riforma medica).

1906

Mac-Laren. — Syphilis du foie et son traitement chirurgica (3 observat.). (J. Minnesota Med. Assoc.).

Zamboni. — Resezione del lobo sinistro del fegato (Rev. Veneta di Sc. med. Venezia, 1906).

Dc Dominicis. — Effeti della resezione di uno e due terzi del fegato di coni (Gaz. internat. di med. Napoli).

— Atti de r. Acad. med. chir. di Napoli).

Burci. — Un nuovo caso di resezione del fegato operato cal mi o processo (Clin. Méd. Firenze, 1906).

Marion. — Un cas de kyste hydatique du foie traité par la méthode de Mabit (résection de la poche). (Arch. gén. méd. Paris, 1906).

1907

Michaux. — Bull. et Mém. Soc. Chir. Paris.

Guibe et Herrenschmidt. — Bull. et Mém. Soc. Anat., 184-190.

Cullen. — Surgery of the lever (Surg. gynec. and obstetric., Chicago).

Garré. — On resection of the lever (Surg. gynec. and obst., Chicago).

Anschutz. — Neue Beitræge zur Lebersektion (Arch. fur Klin. Chir. Berlin, 1907).

1908.

Picqué. — Bull. et Mém. Soc. Chirurg.

Faure. — Bull. et Mém. Soc. Chir.

Banzl-Vienne. — Un cas de tuberculose du foie à gros noyau.

Bonfanti. — Un cas de résection du foie pour néoplasme (Riforma medica).

Payr. — Rapport au Congrès de Chirurgie de Bruxelles.

ALBERTIN ET MAIRE. — Soc. de Méd. Lyon, 15 janvier.

KNOTT. — Sarcome primitif du foie (Surg. gynec. and obstetric).

FICESCHI. — On resection of portion of the liver (Australastan med. Gazette Sydney).

PRIESTKOFF. — Résection du foie (Med. obozr. Mosk., 1908).

1909

YEOMANS. — Primary carcinoma of the liver (J. Am. Asso. Chicago).

FEINGOLD. — Liver Resections report of five case (Illinois med. Journ. Springfield).

SPENCER. — Excision of semi-solid hydated cyst. of liver (Westminster Hop. Report, Lond.).

FIESCHI. — Un cas de kyste hydatique du foie traité chirurgicalement. (Austral. med. journ.)

CRANWELL. — Bull. et Mém. Soc. Ch Paris.

RICHE — Bull. et Mém. Soc. Ch. Paris.

SOULIGOUX. — Bull. et Mém. Soc. Chirurg , Paris.

KRATTER. — Soprà uno caso di Resezioni del fegato per voluminosa gomma del lobo sinistro (Riv. Veneta di Soc. med. Venezia).

GIROLAMO. — Colecistectomia mediante resezioni cuneiforme del fegato (Osp. di Palermo, Bull. trimat.).

GENERSICH. — Un cas d'angiome caverneux du foie opéré (Orvosi k. et e. Budapest).

1910

RINNE. — Akute Leberfettung nach Resektion lines Leberluppens (Deutch med. Wchnschr. Leipzig).

YUKELSON. — Résection du lobe gauche du foie (Prakt. Krach, Saint-Pétersb.).

RENON ET MOMER-VINARD. — L'hépatome, tumeur primitive du foie. Arch. méd. exp. 311-340.

HARTMANN. — Bullet. et Mém. Soc. Chirurg., 12 décembre 1910.

MAYENNE, IMPRIMERIE DE CHARLES COLIN

BIBLIOTHEQUE NATIONALE DE FRANCE

3 7531 02456332 3

www.ingramcontent.com/pod-product-compliance
Ingram Content Group UK Ltd.
Pitfield, Milton Keynes, MK11 3LW, UK
UKHW020312130726
13696UKWH00003B/1022